어르신 기억력 강화를 위한

색칠공부

꽃

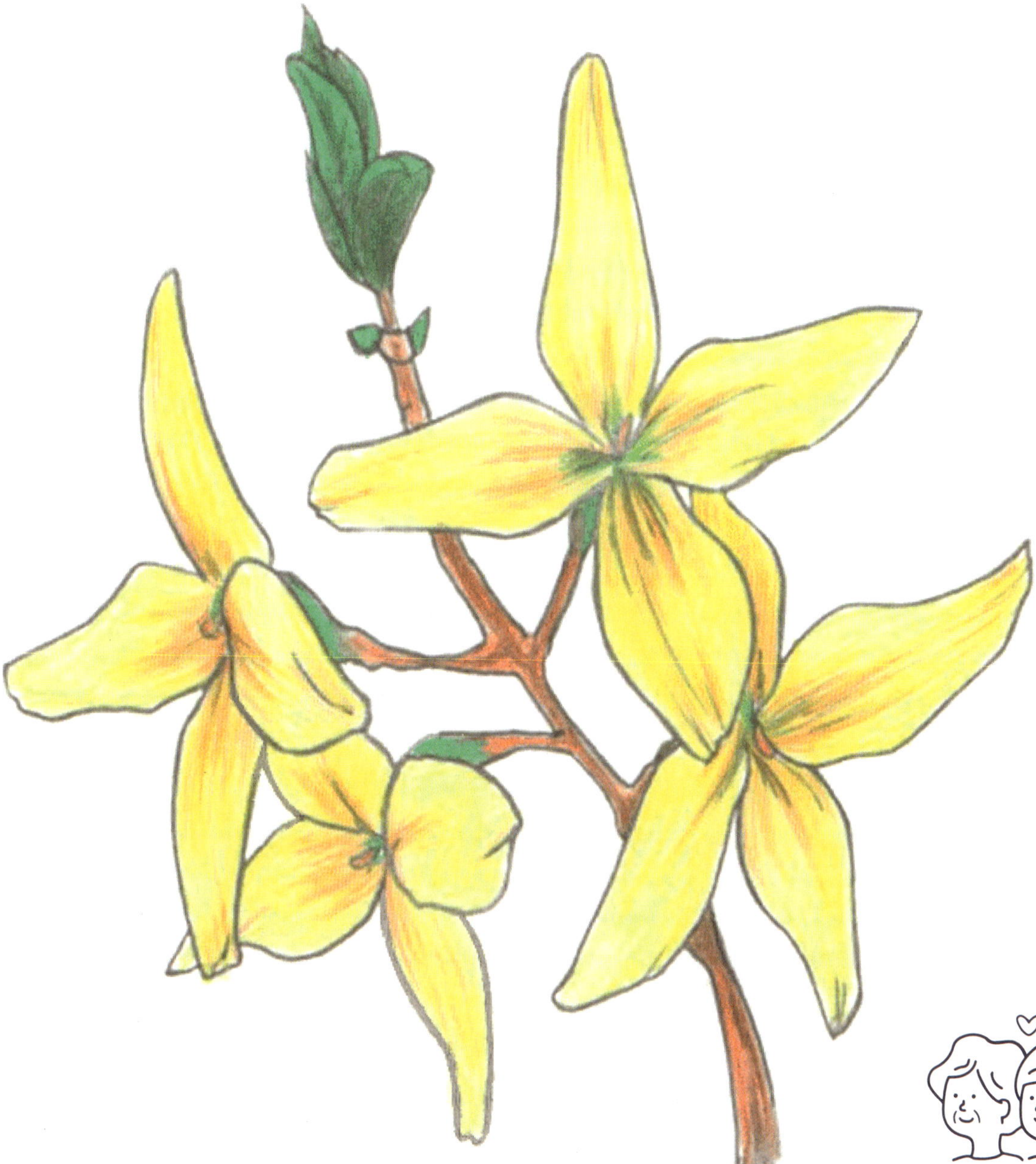

지오마노아

목차

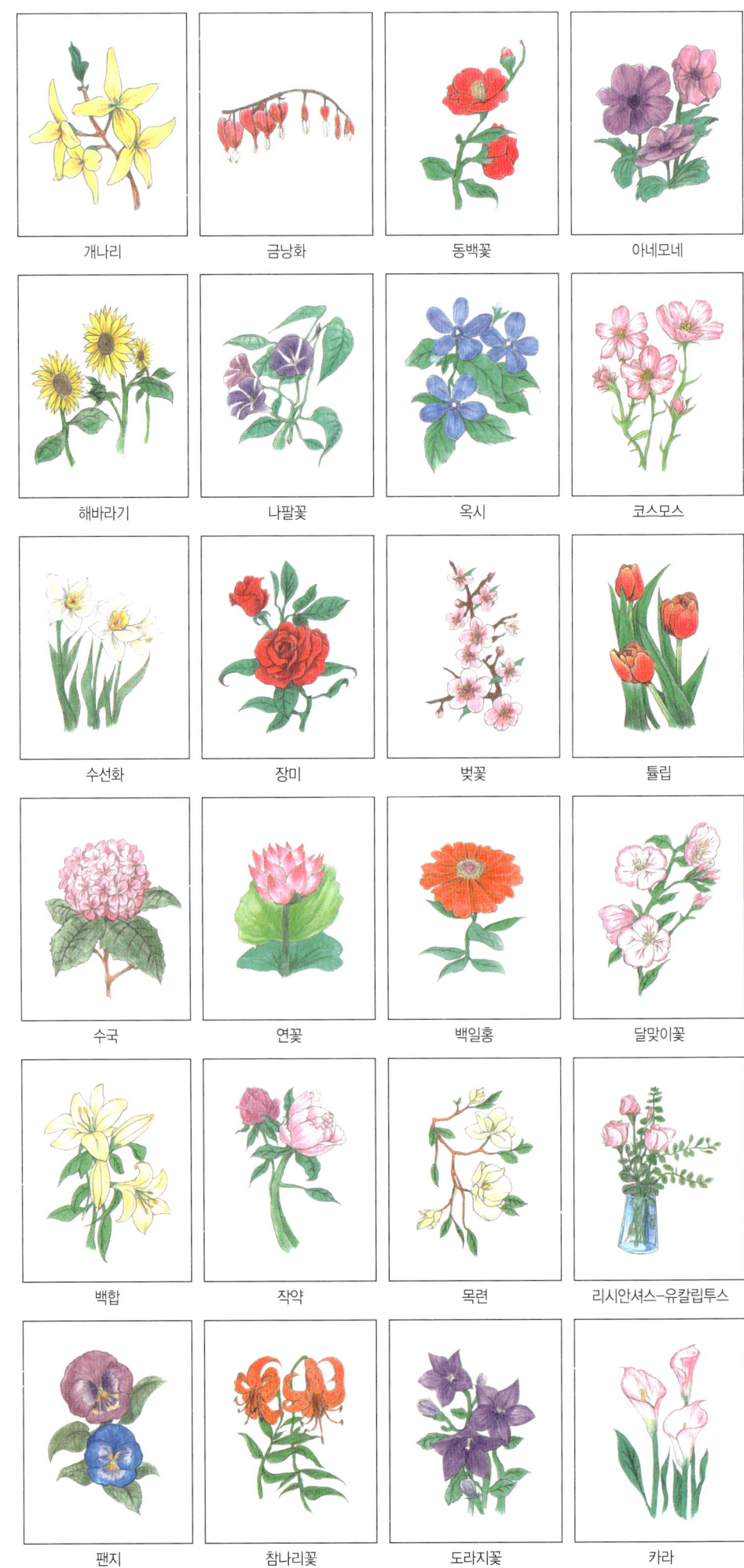

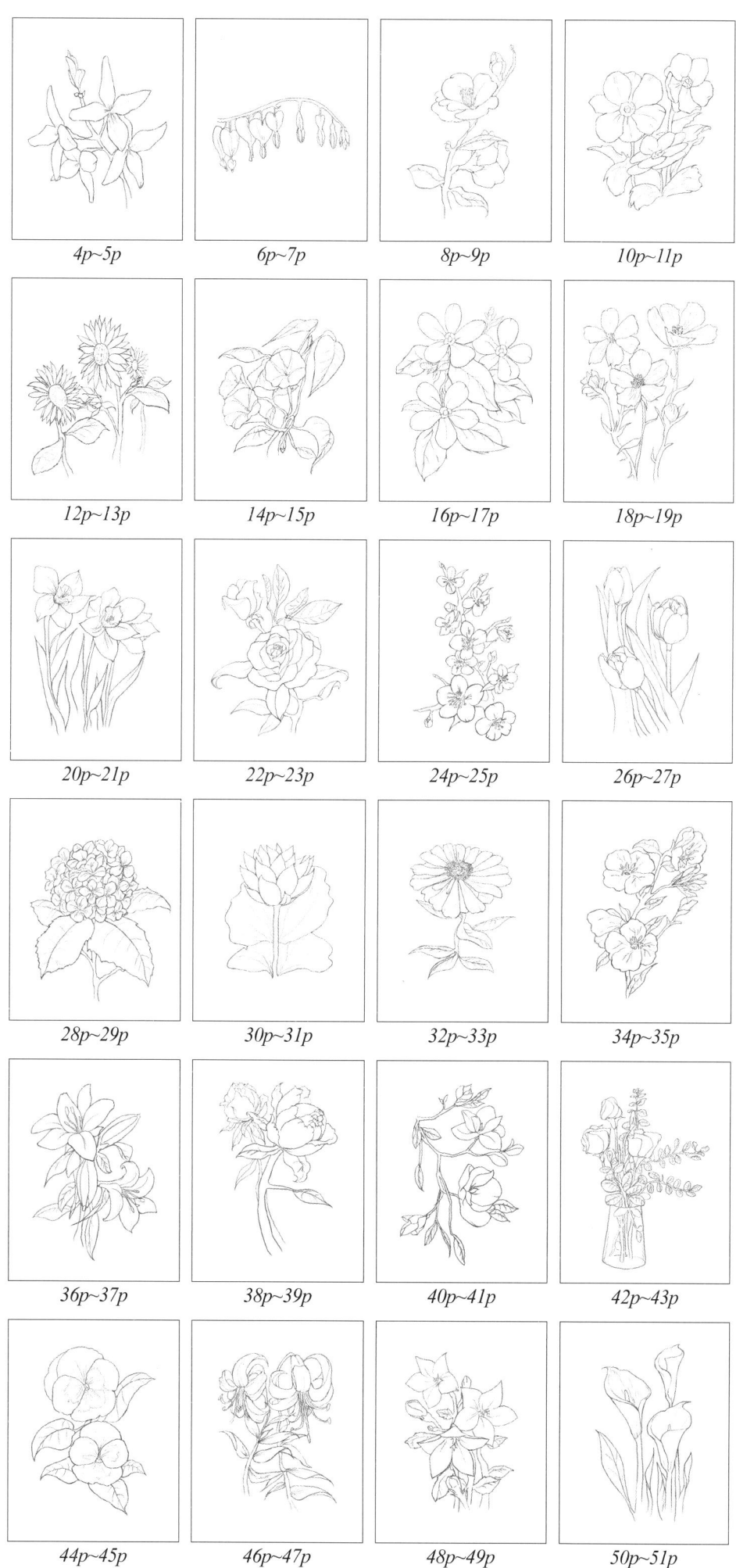

개나리

꽃말: 희망, 깊은 정

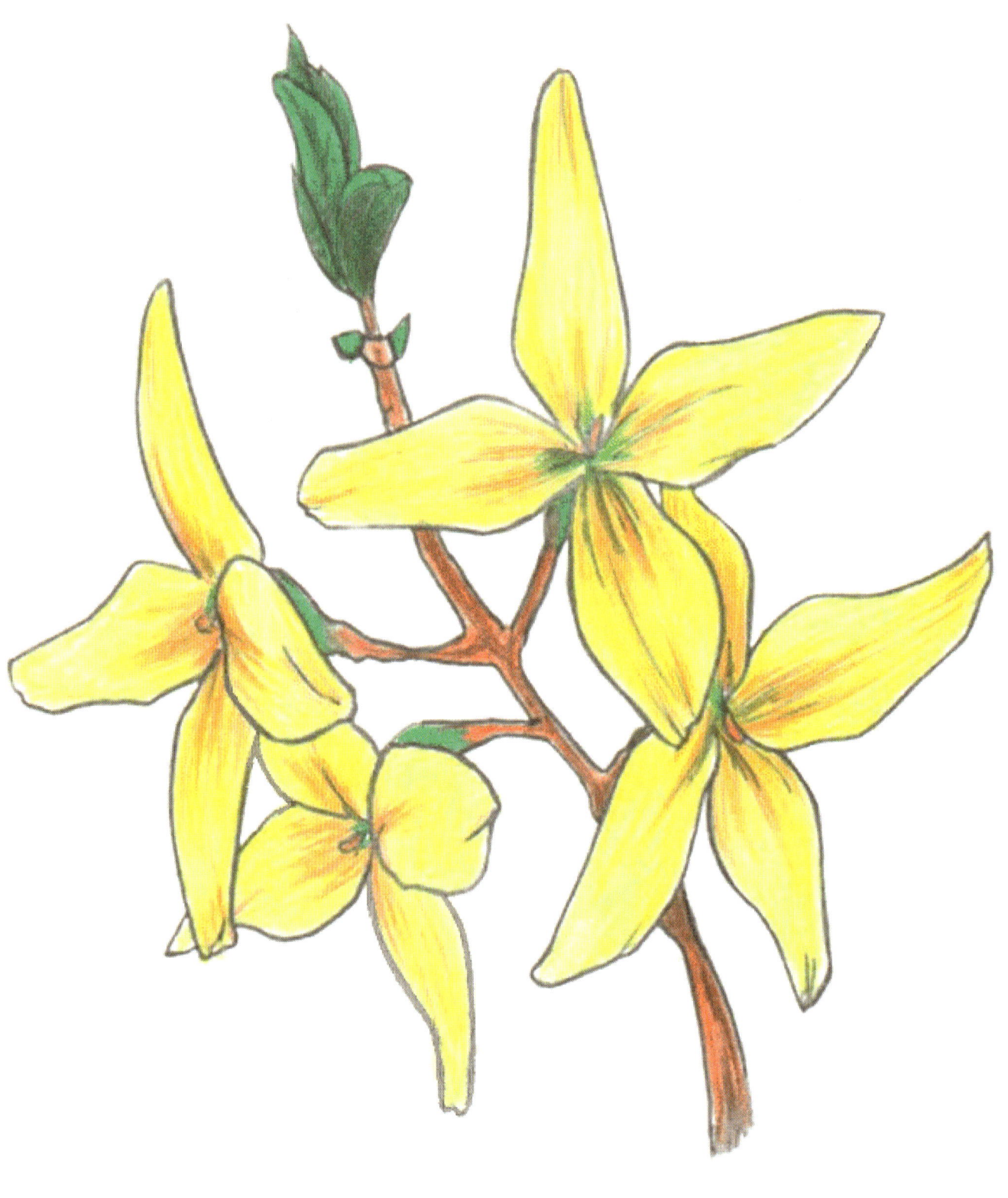

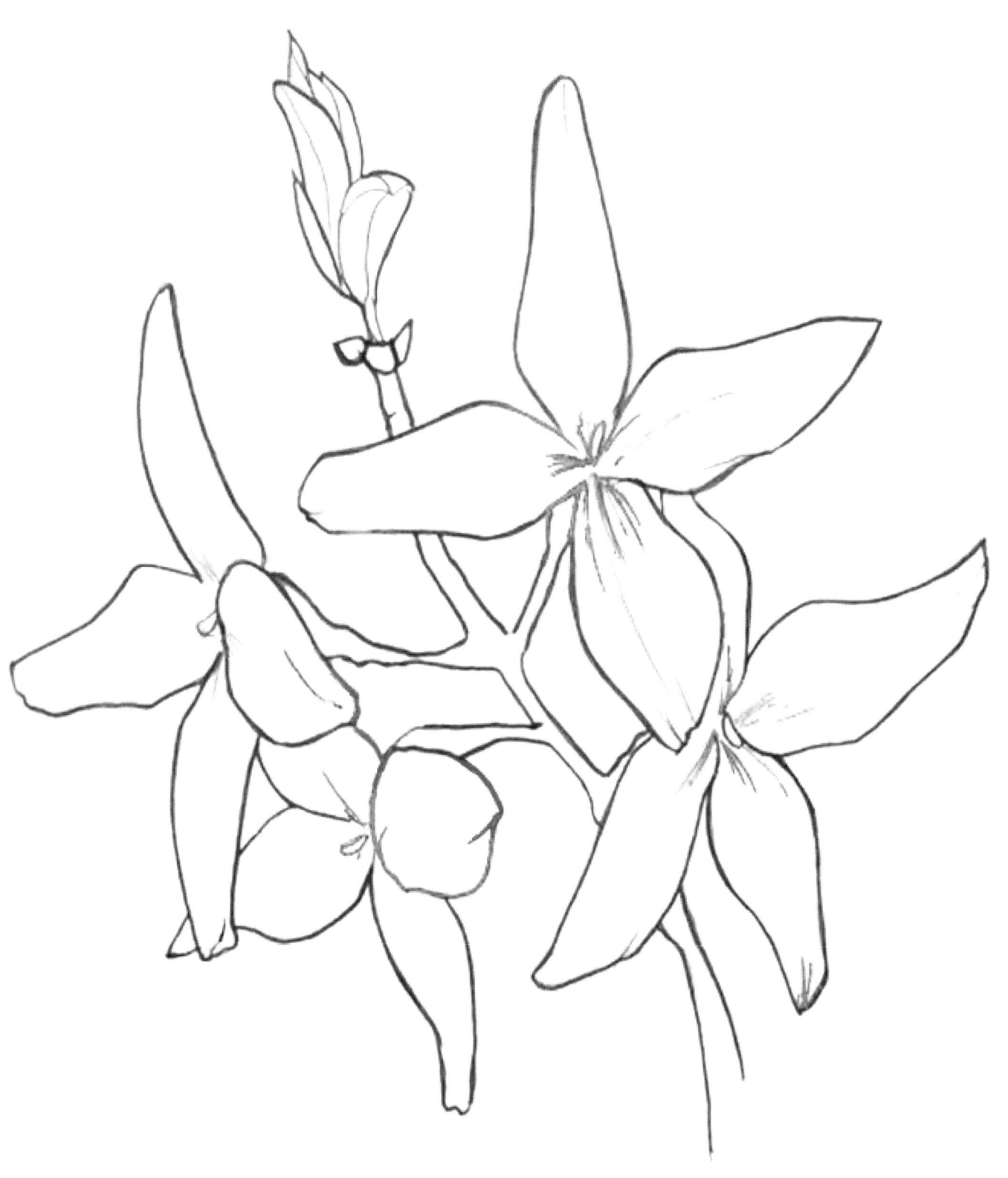

금낭화

꽃말: 당신을 따르겠습니다.

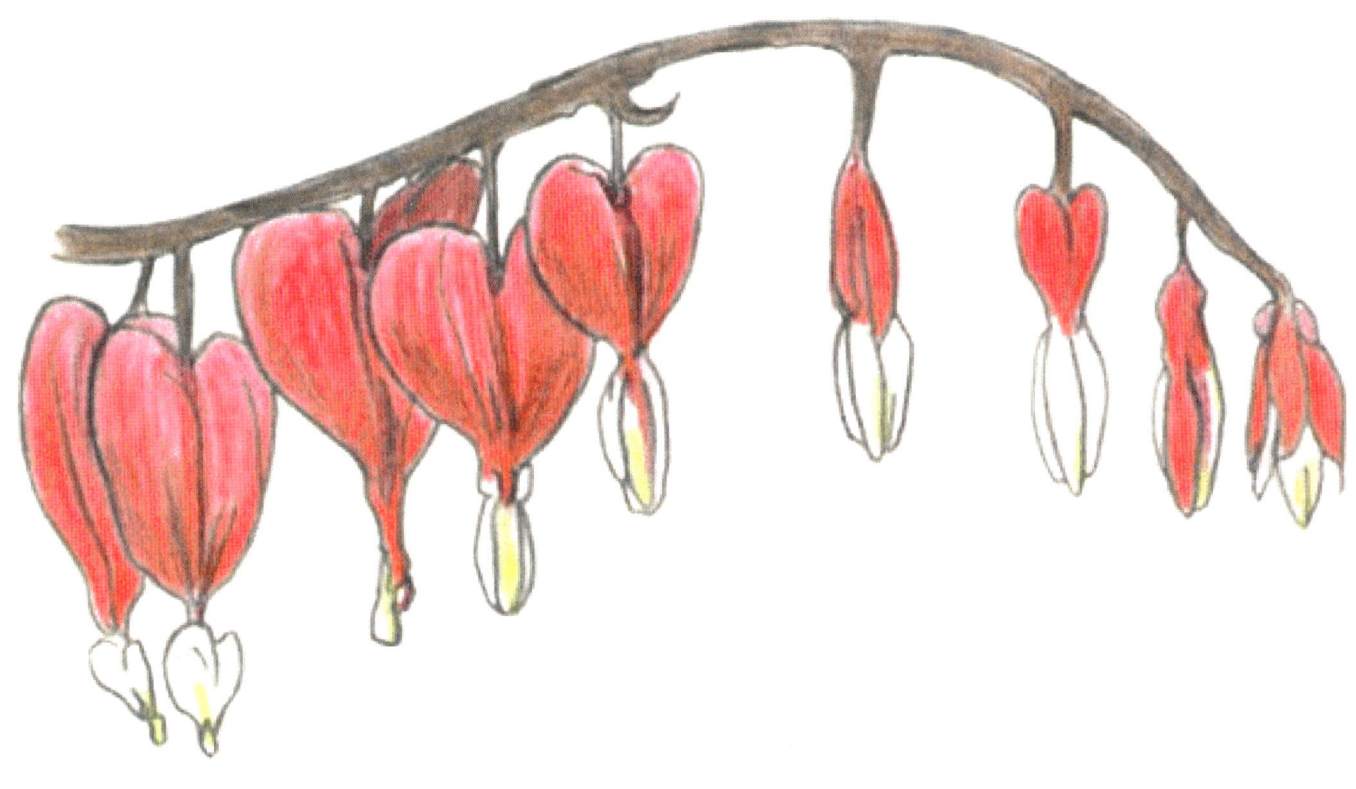

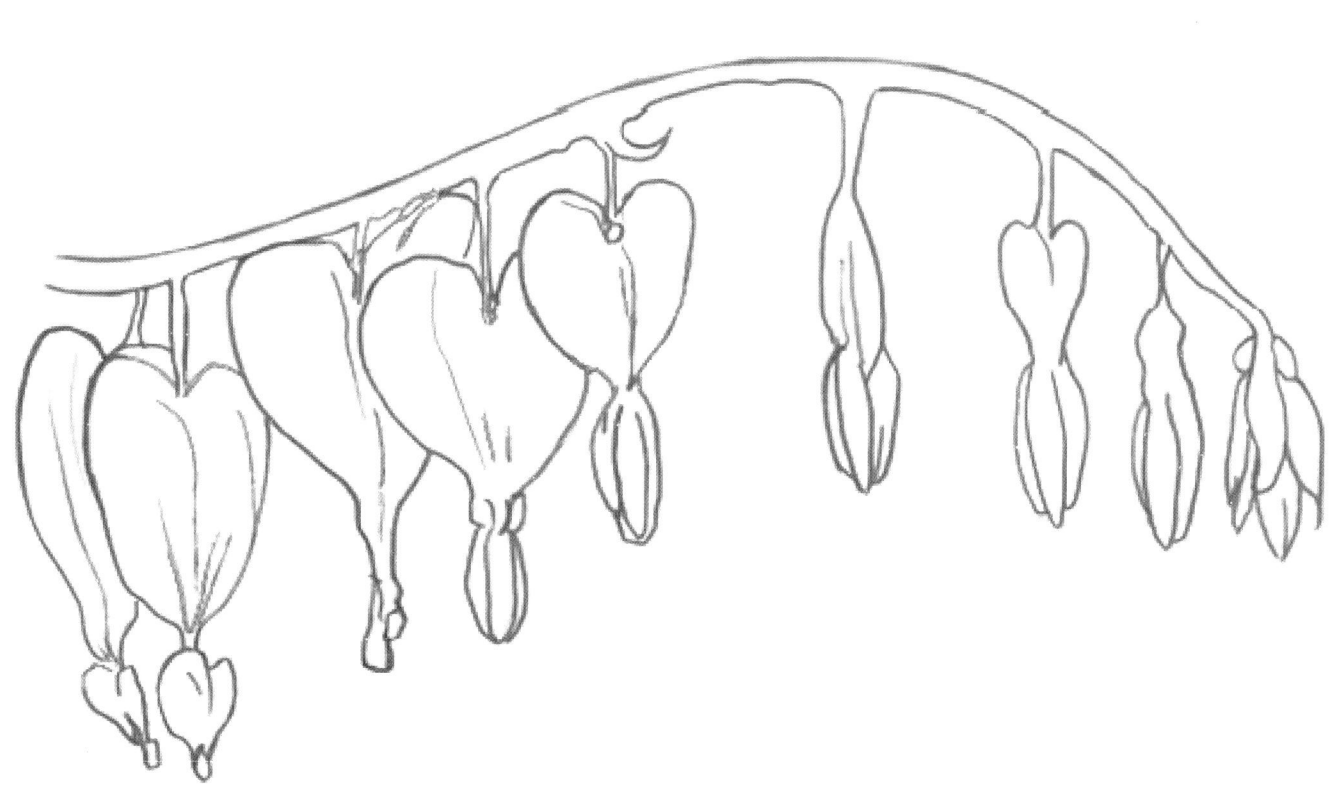

동백꽃

꽃말: 소극적인 풍요로움, 꾸밈 없는 우아함과 겸허한 미덕

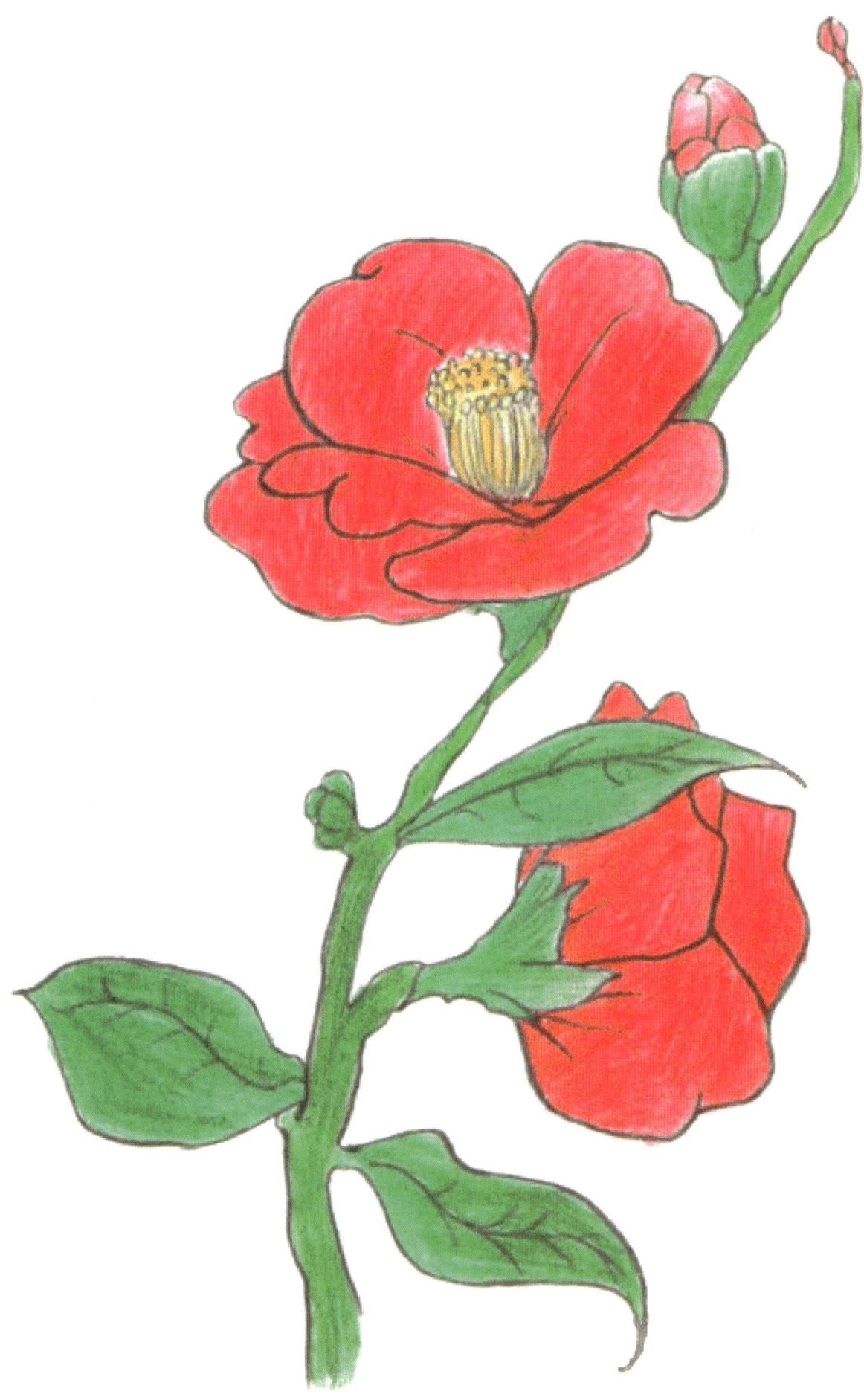

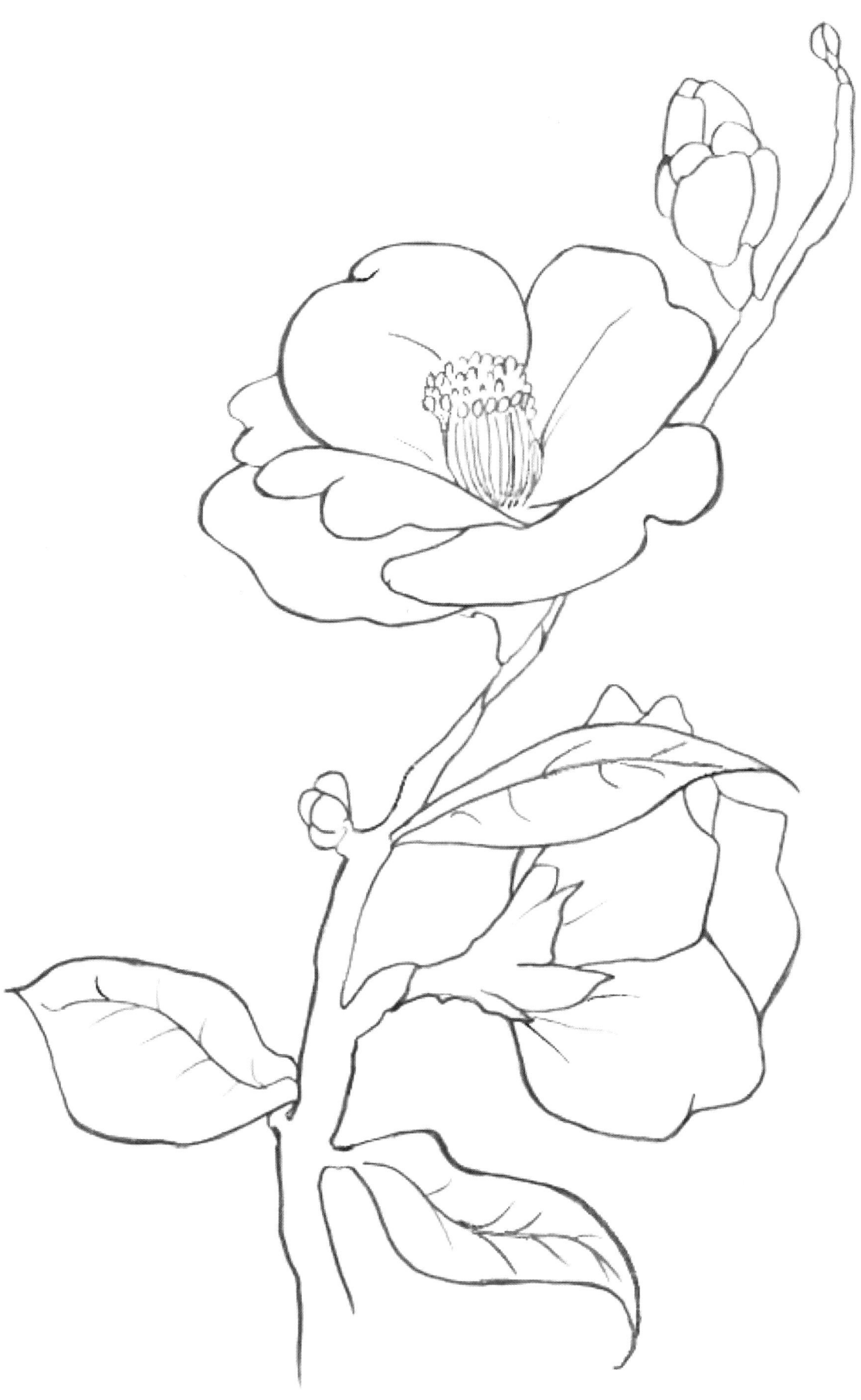

아네모네

꽃말: 배신, 속절 없는 사랑, 이룰 수 없는 사랑

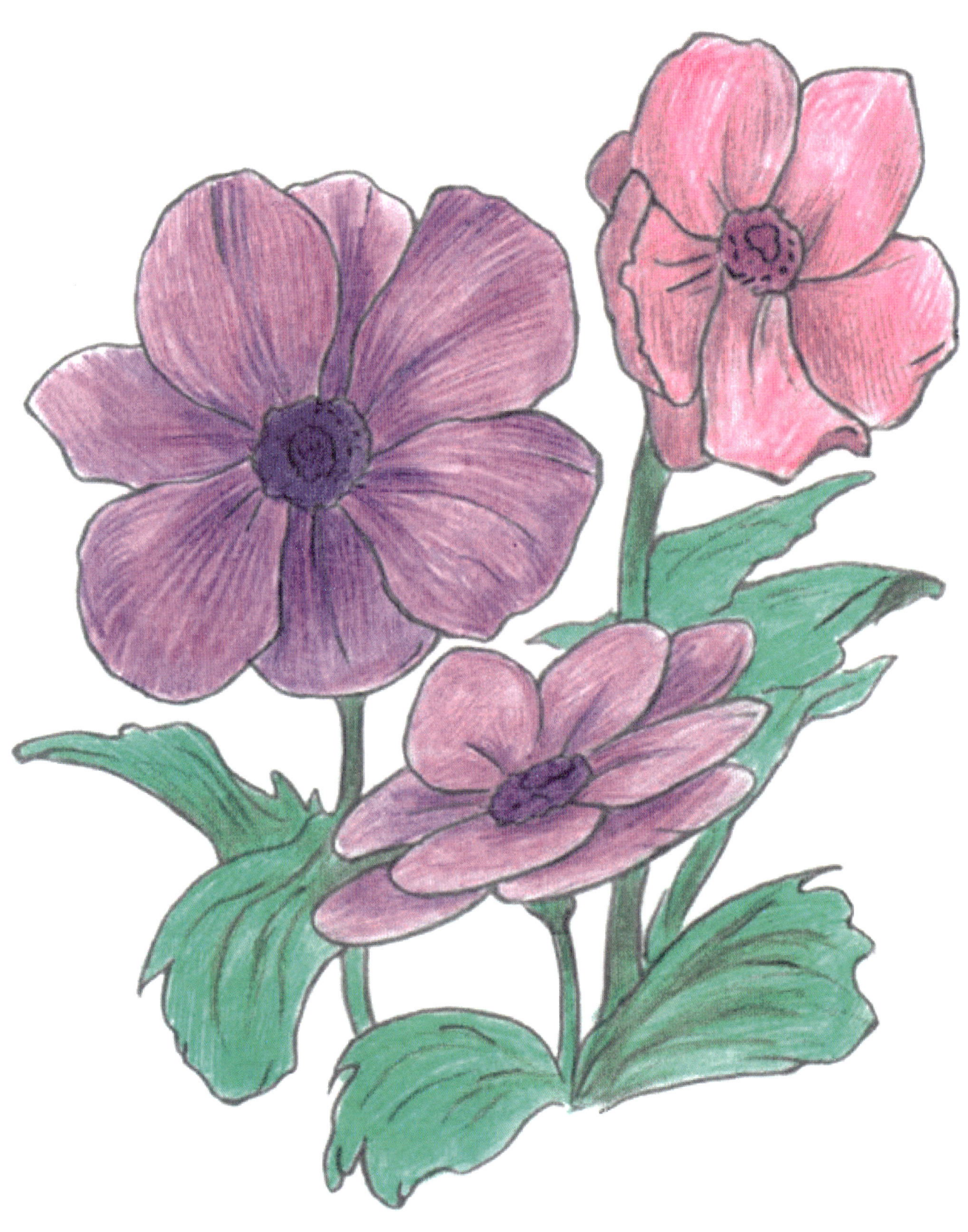

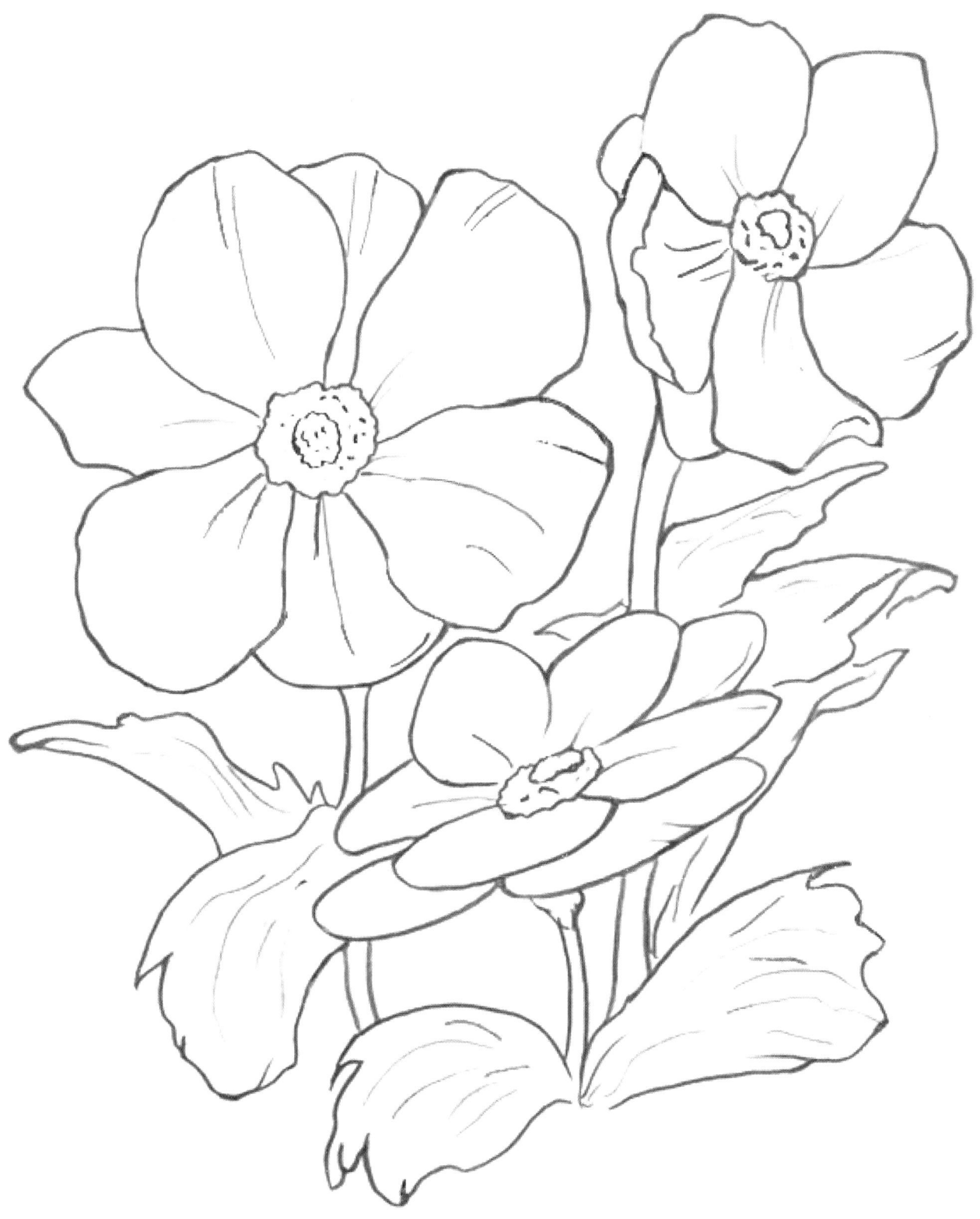

해바라기

꽃말: 자부심, 자랑스러움, 몰래한 짝사랑, 당신만을 사랑합니다.

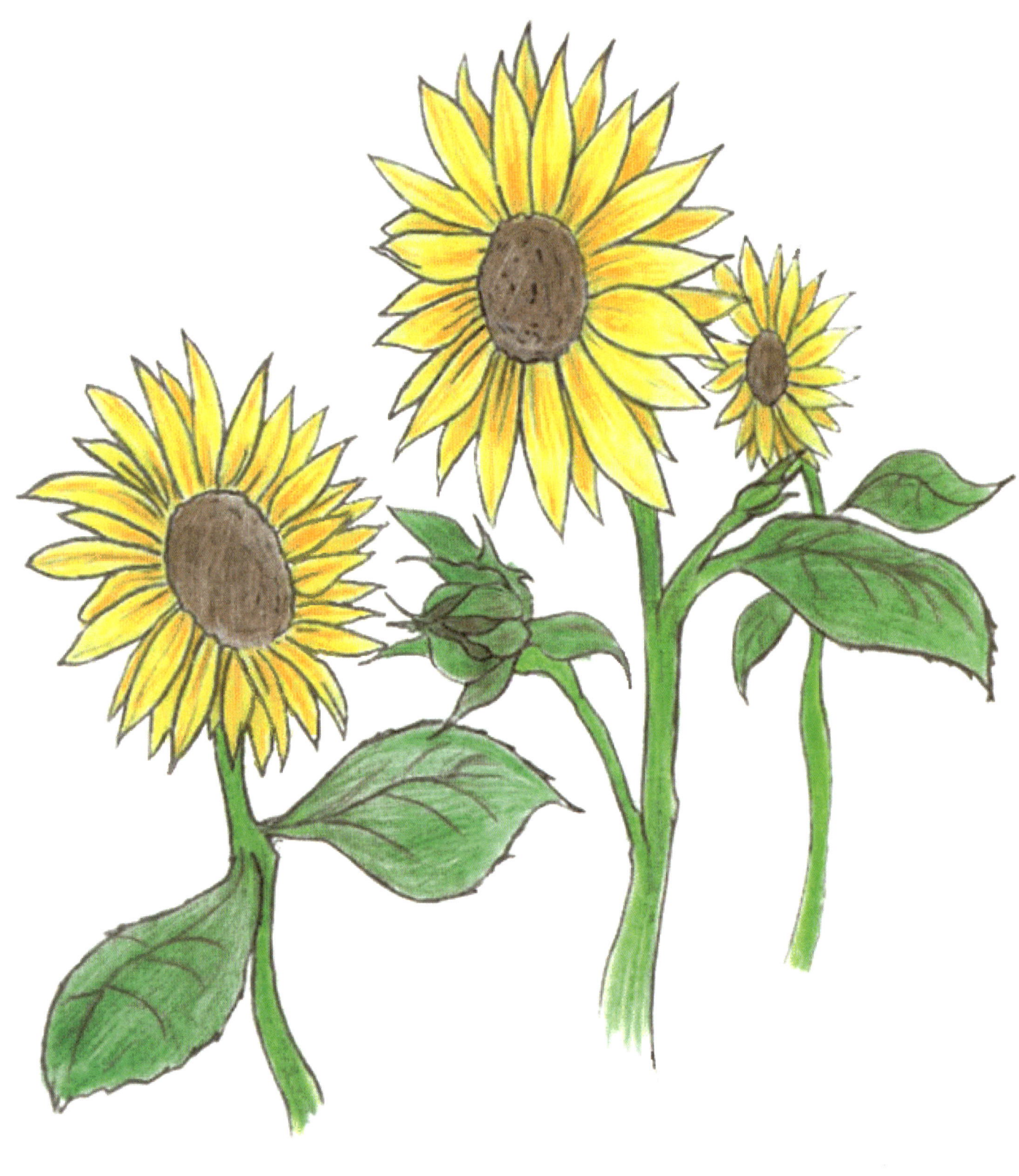

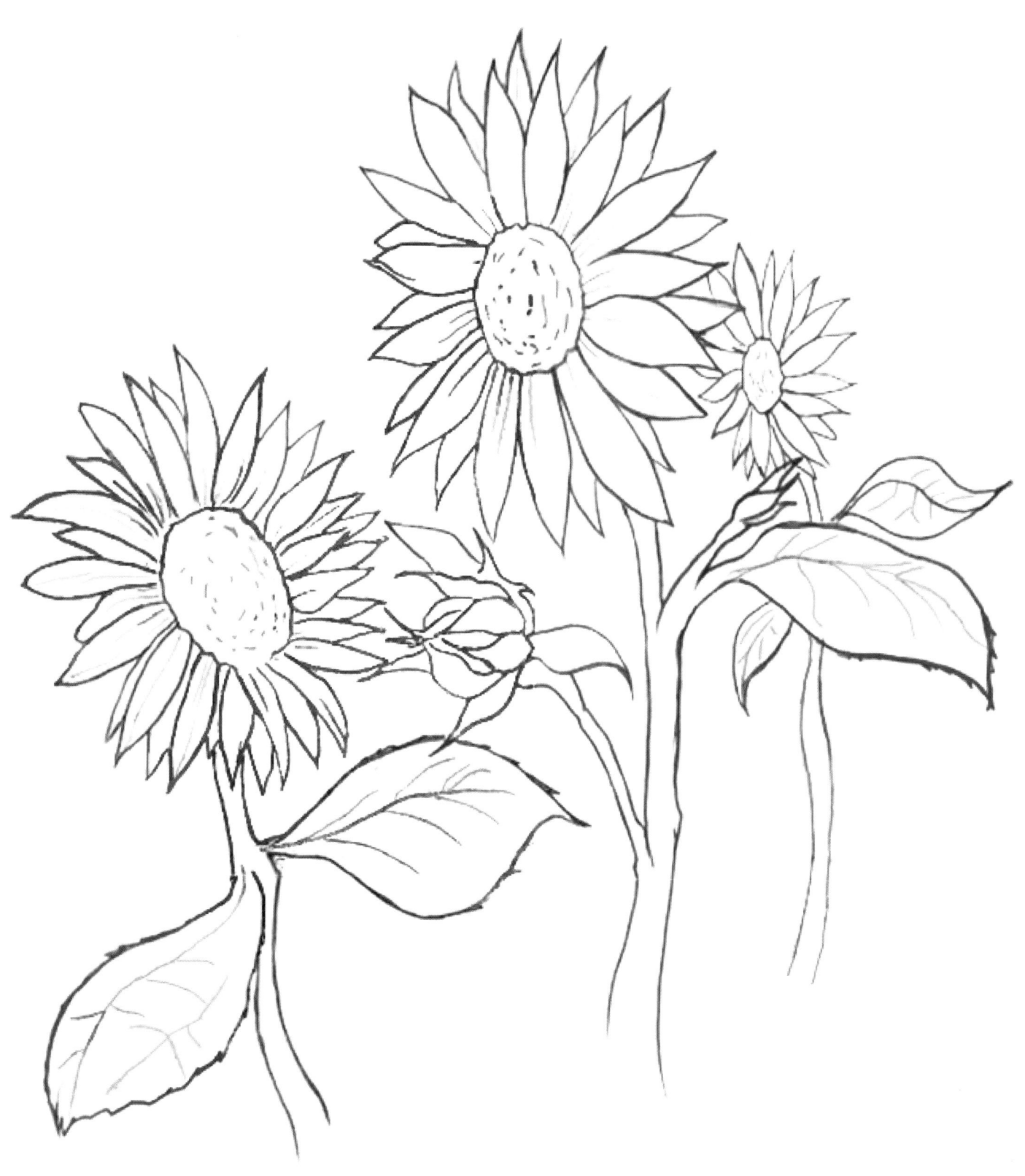

나팔꽃

꽃말: 기쁜 소식, 결속 · 허무한 사랑

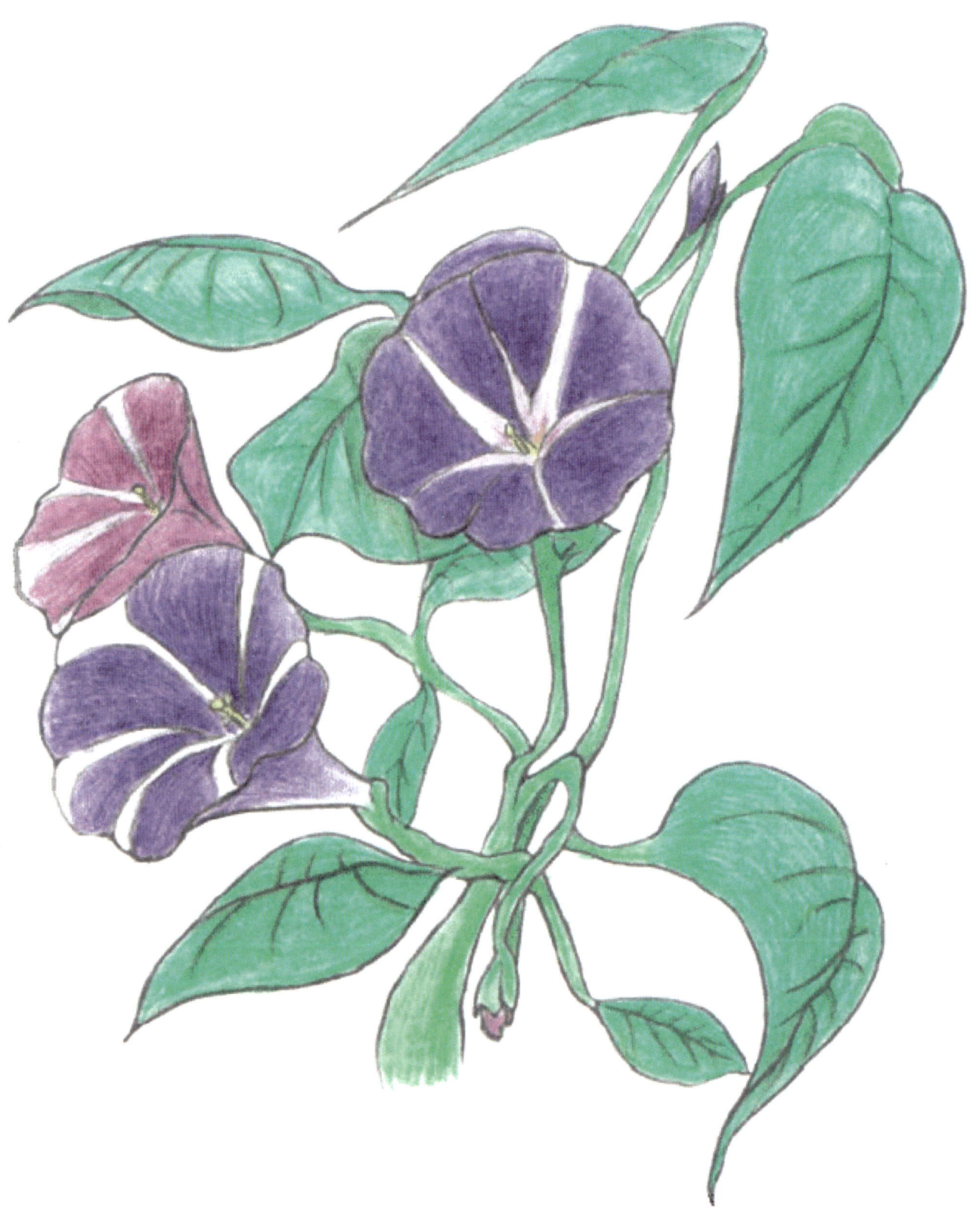

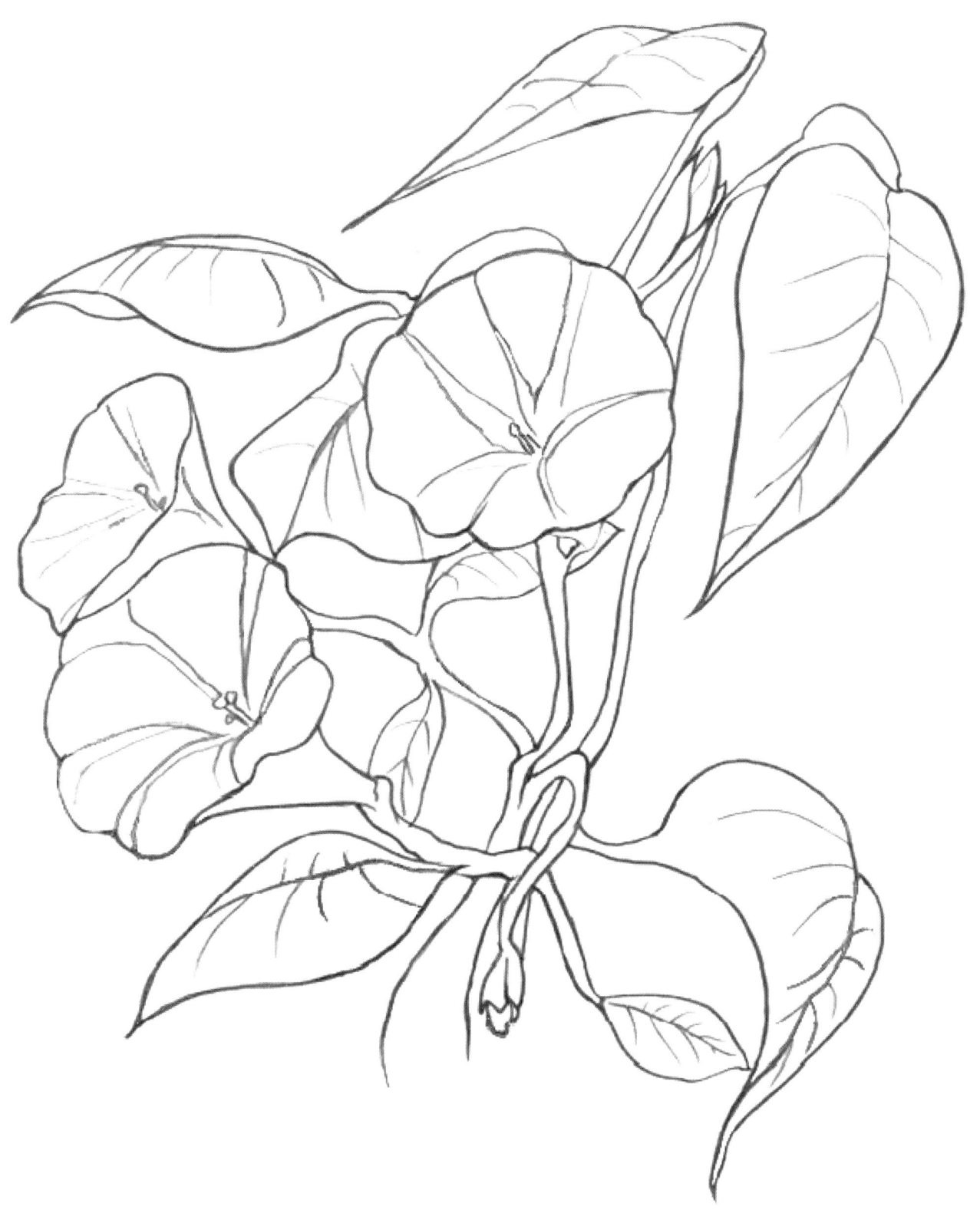

옥시

꽃말: 날카로움, 행복한 사랑, 서로를 믿는 마음

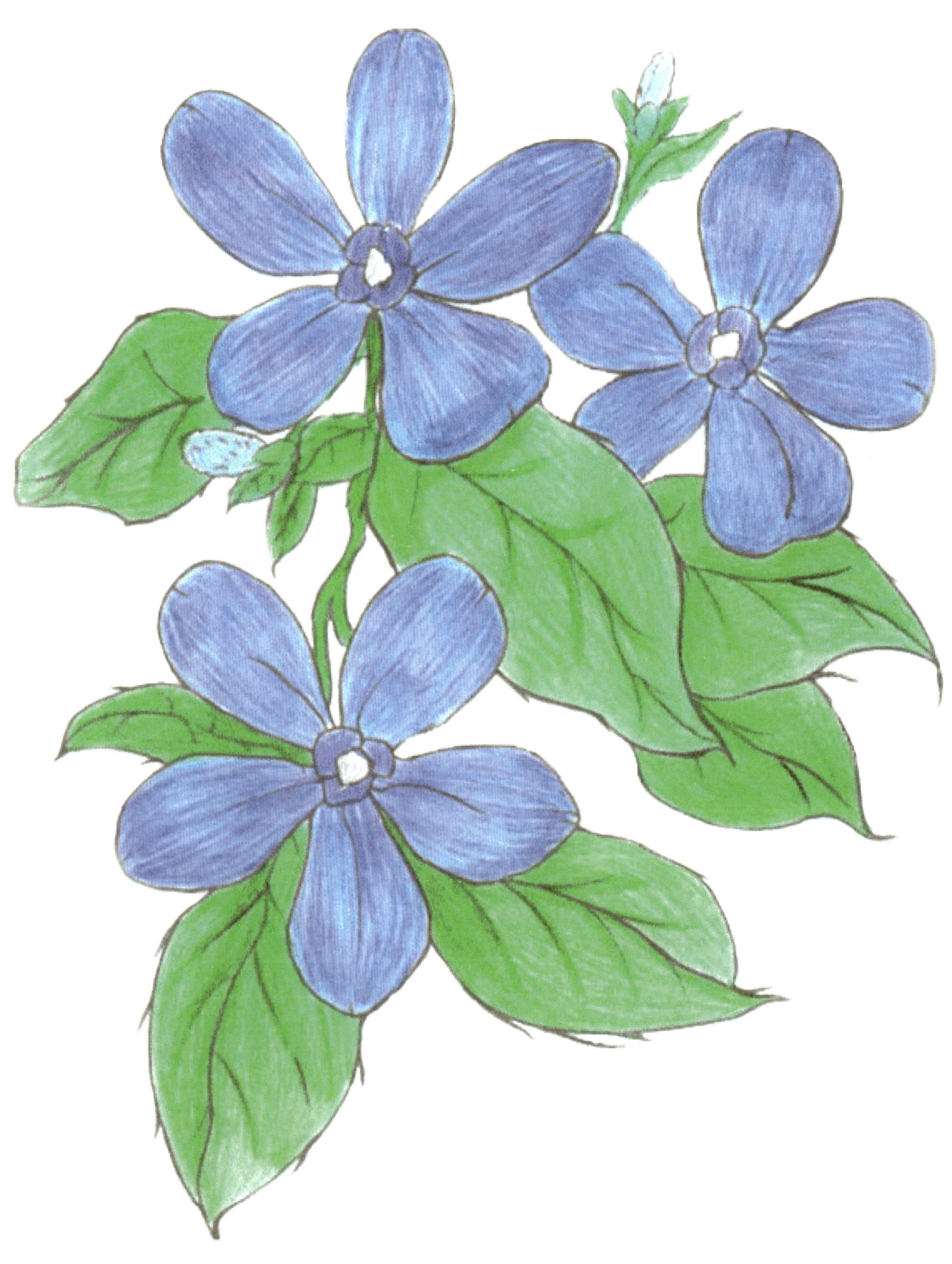

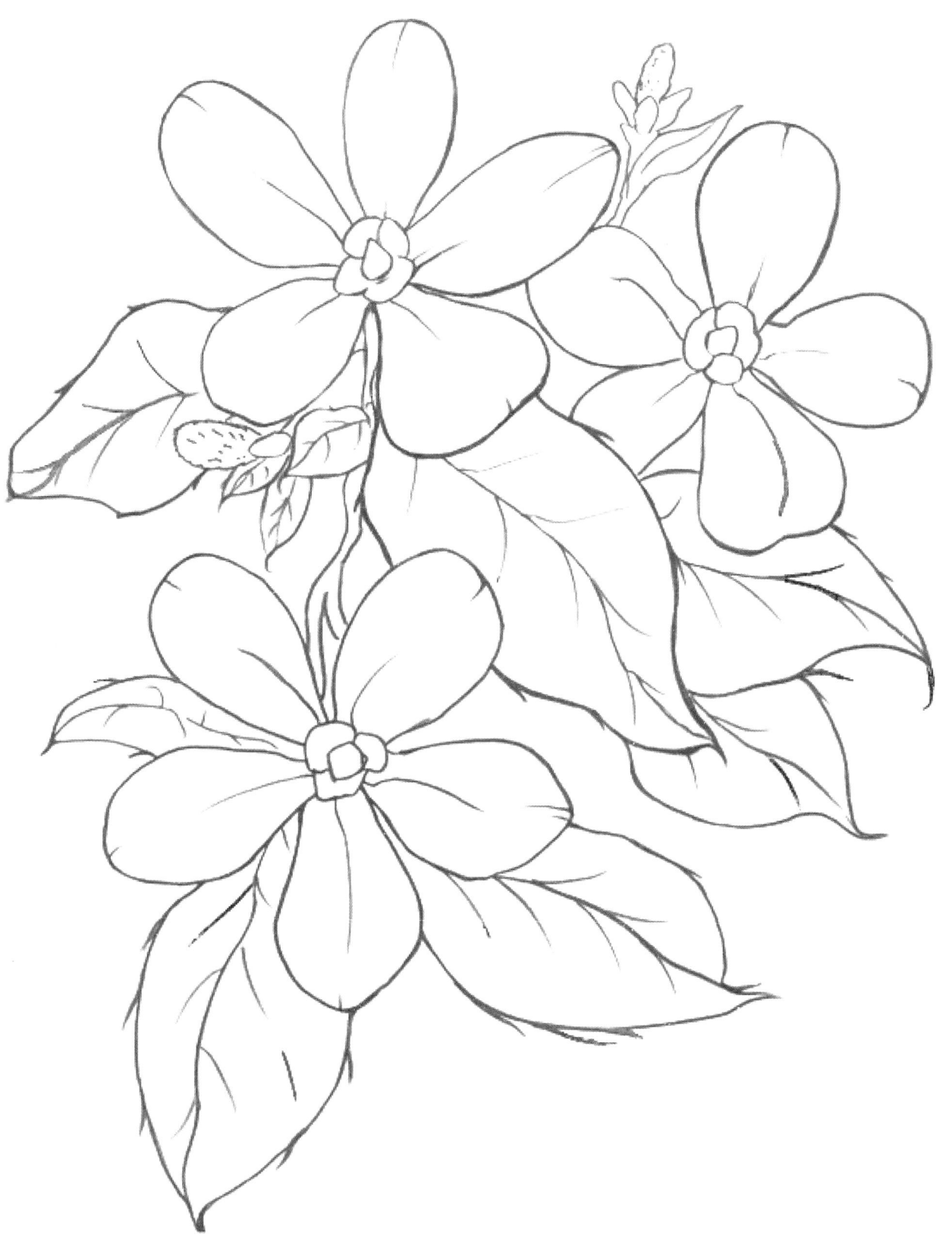

코스모스

꽃말: 조화와 질서, 소녀의 순정과 순결

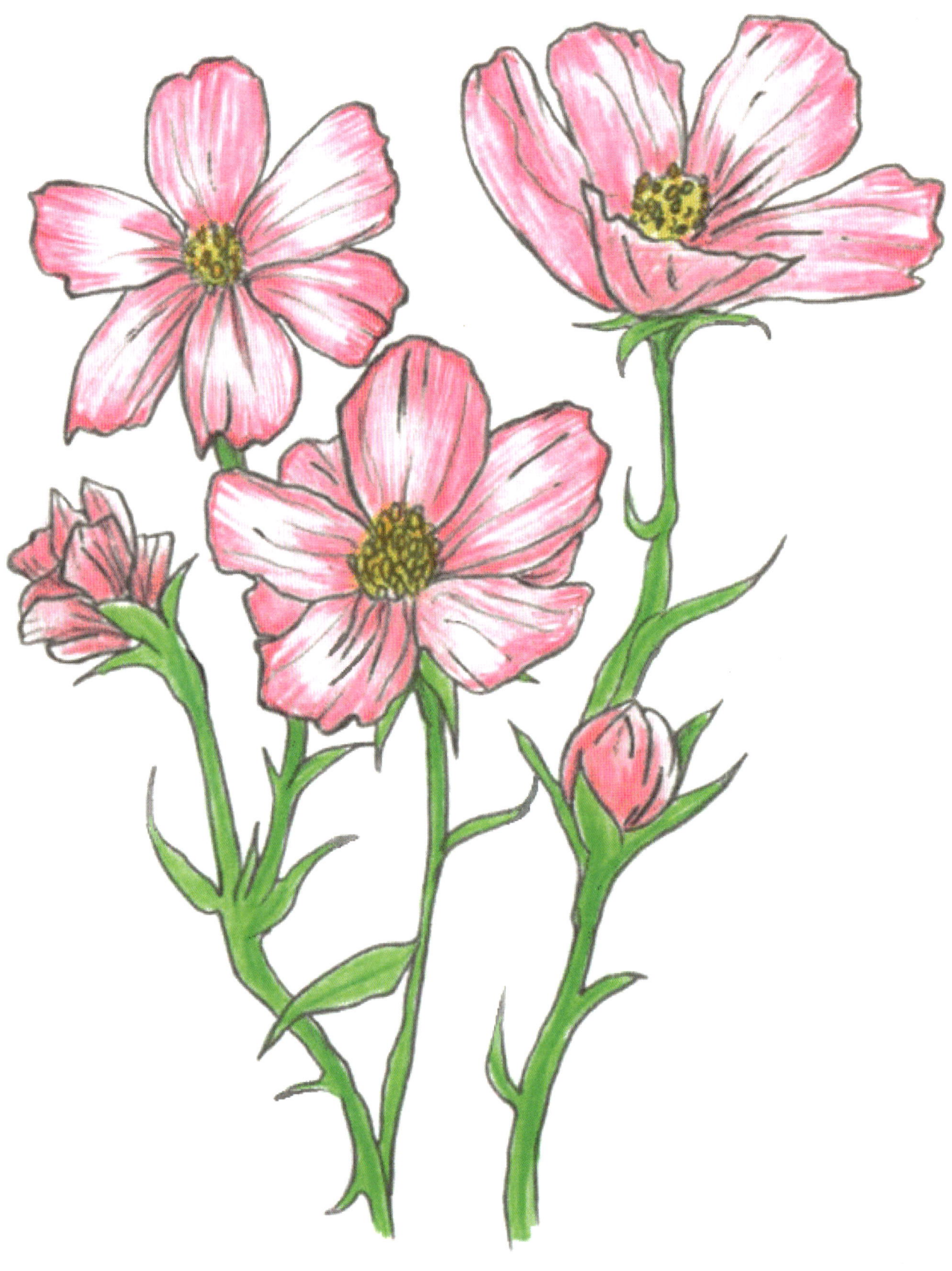

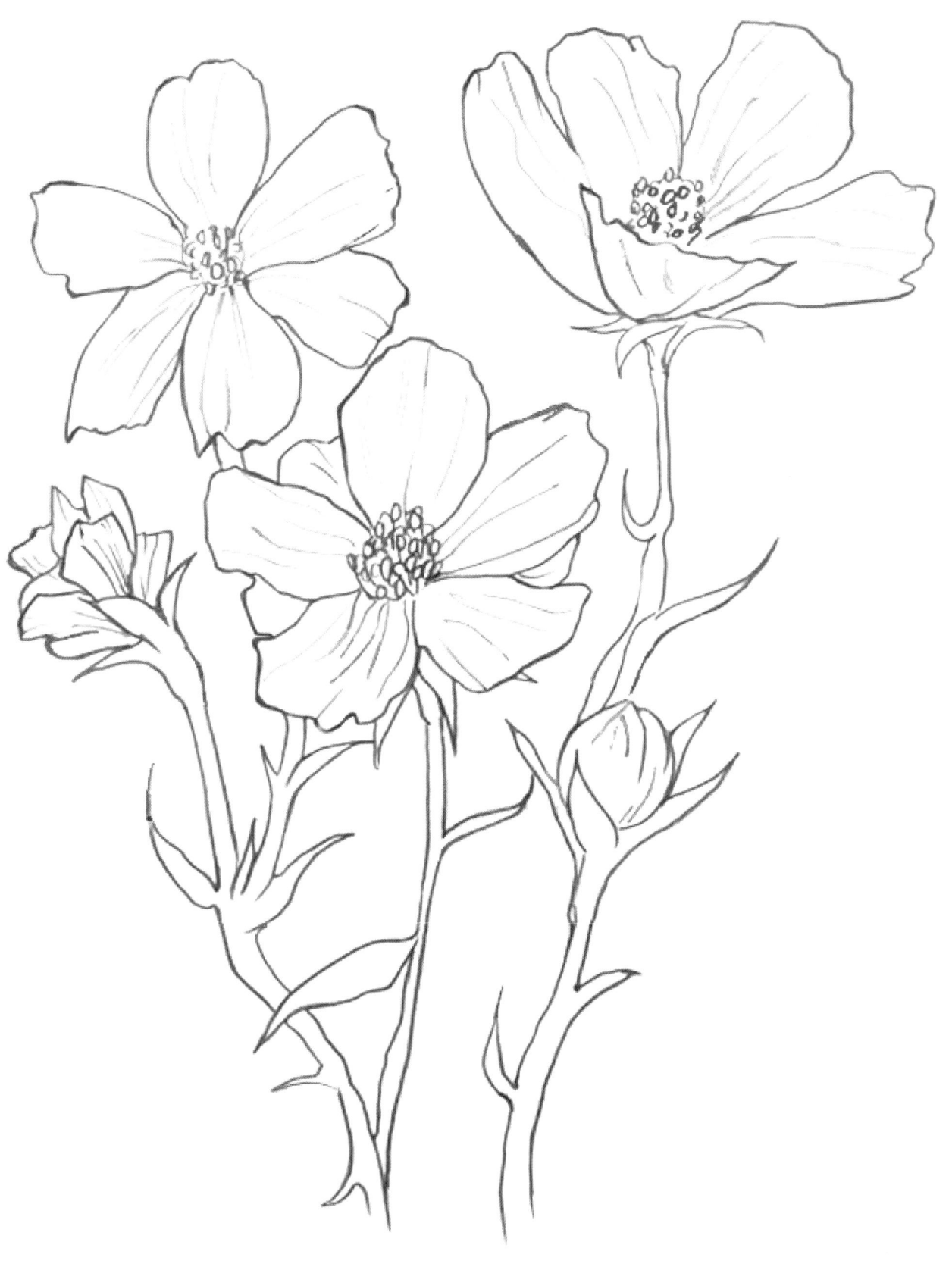

수선화

꽃말: 자기사랑, 자존심, 고결, 신비

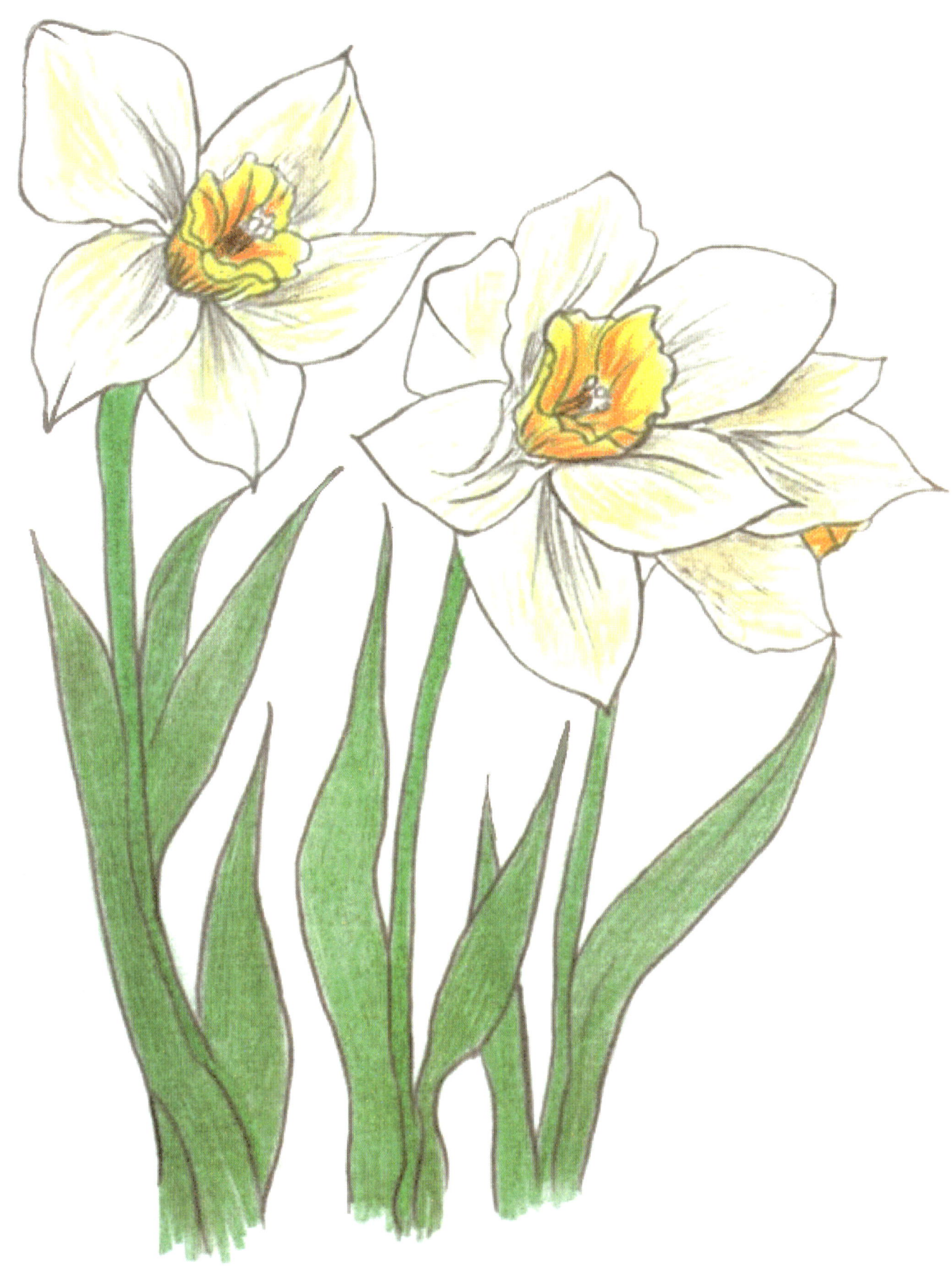

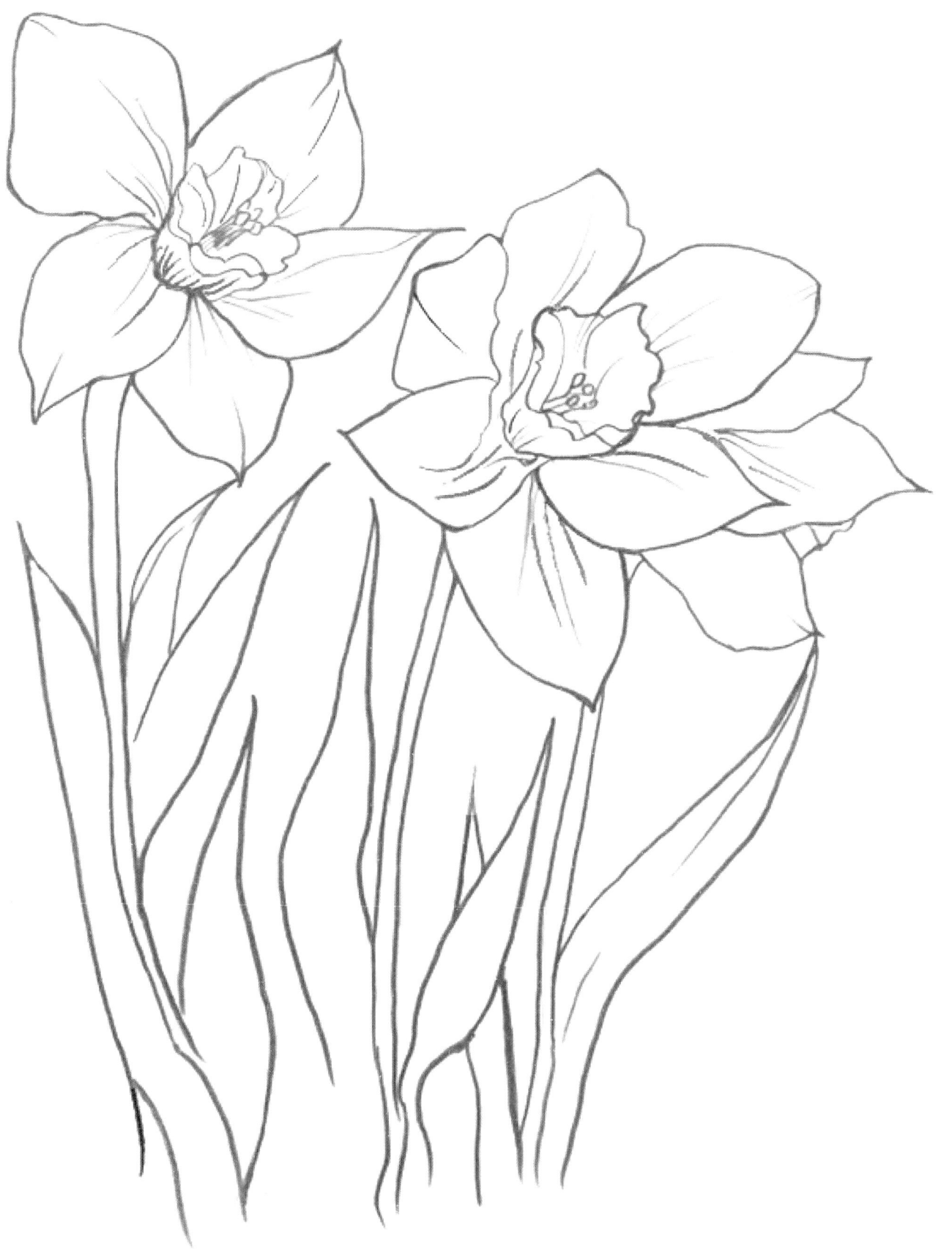

장미

꽃말: 사랑, 욕망, 절정, 기쁨, 아름다움

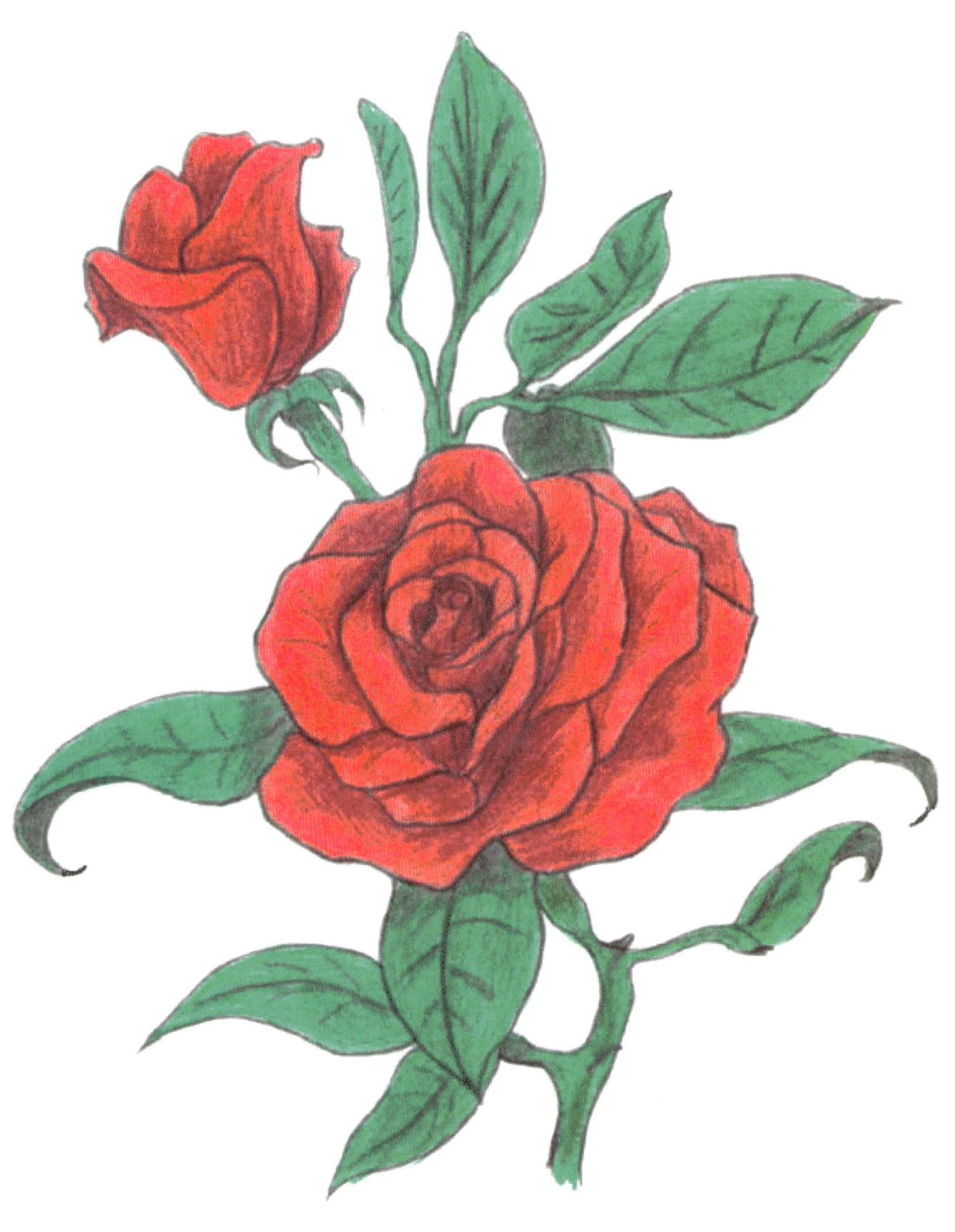

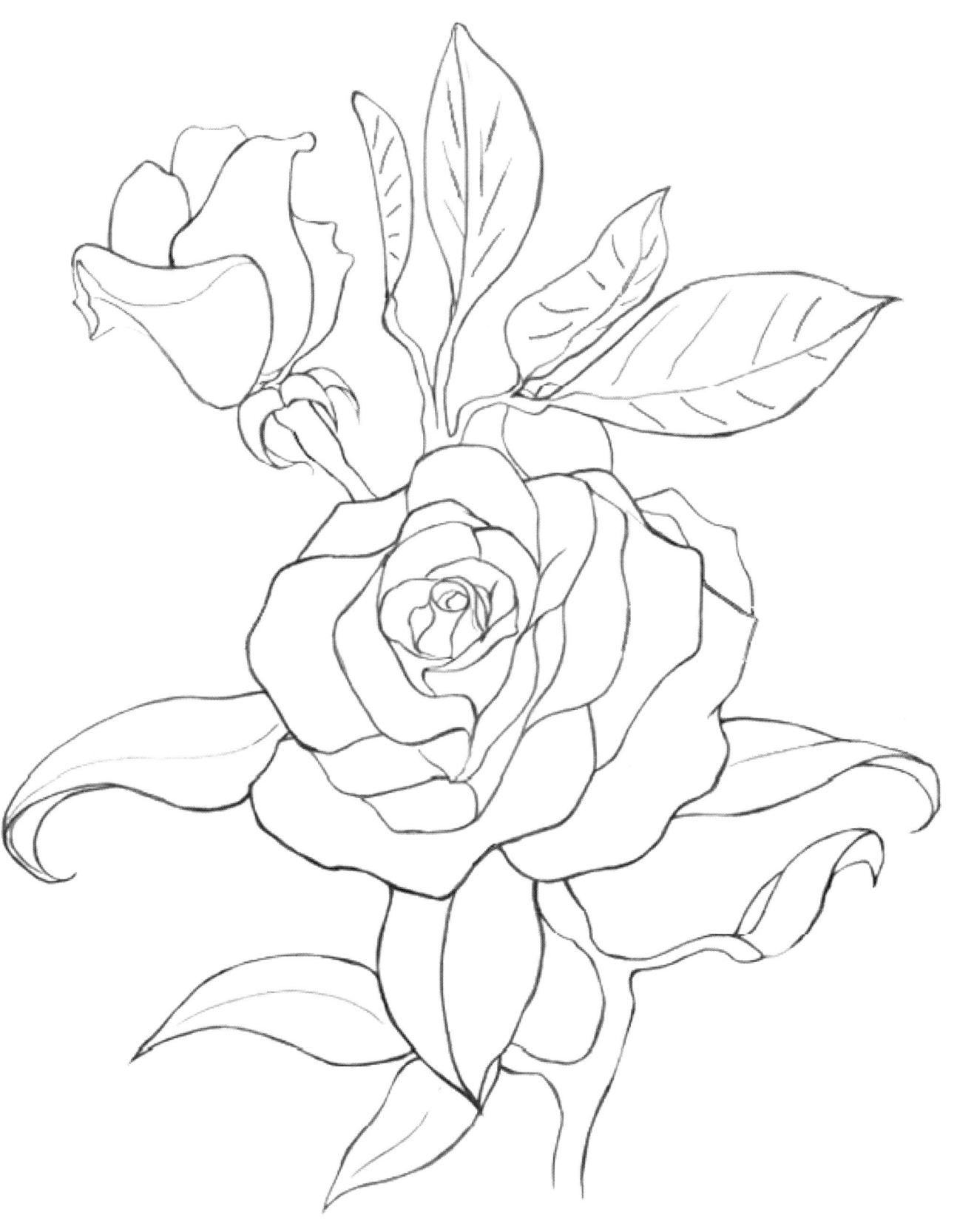

벚꽃

꽃말: 순결, 절세미인

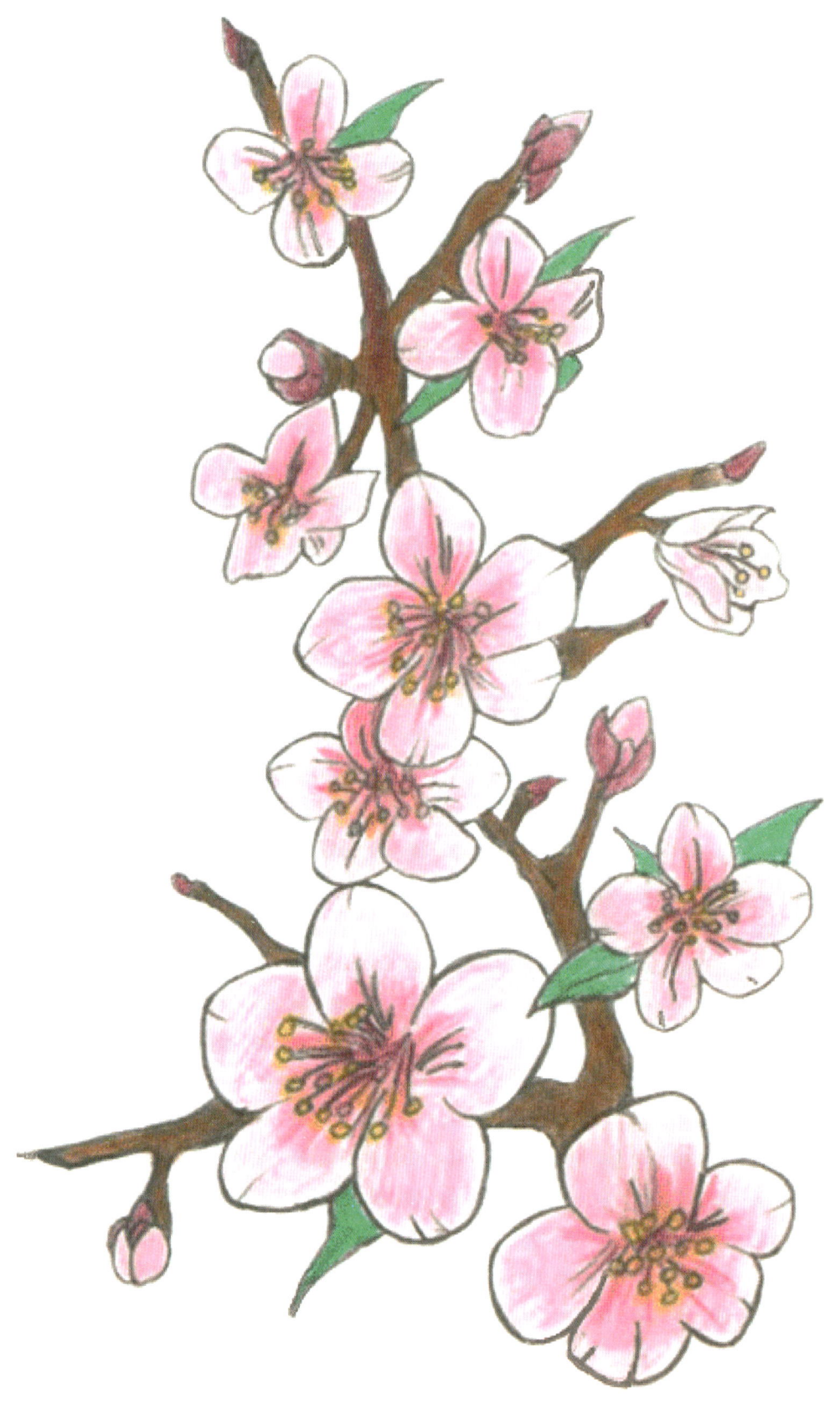

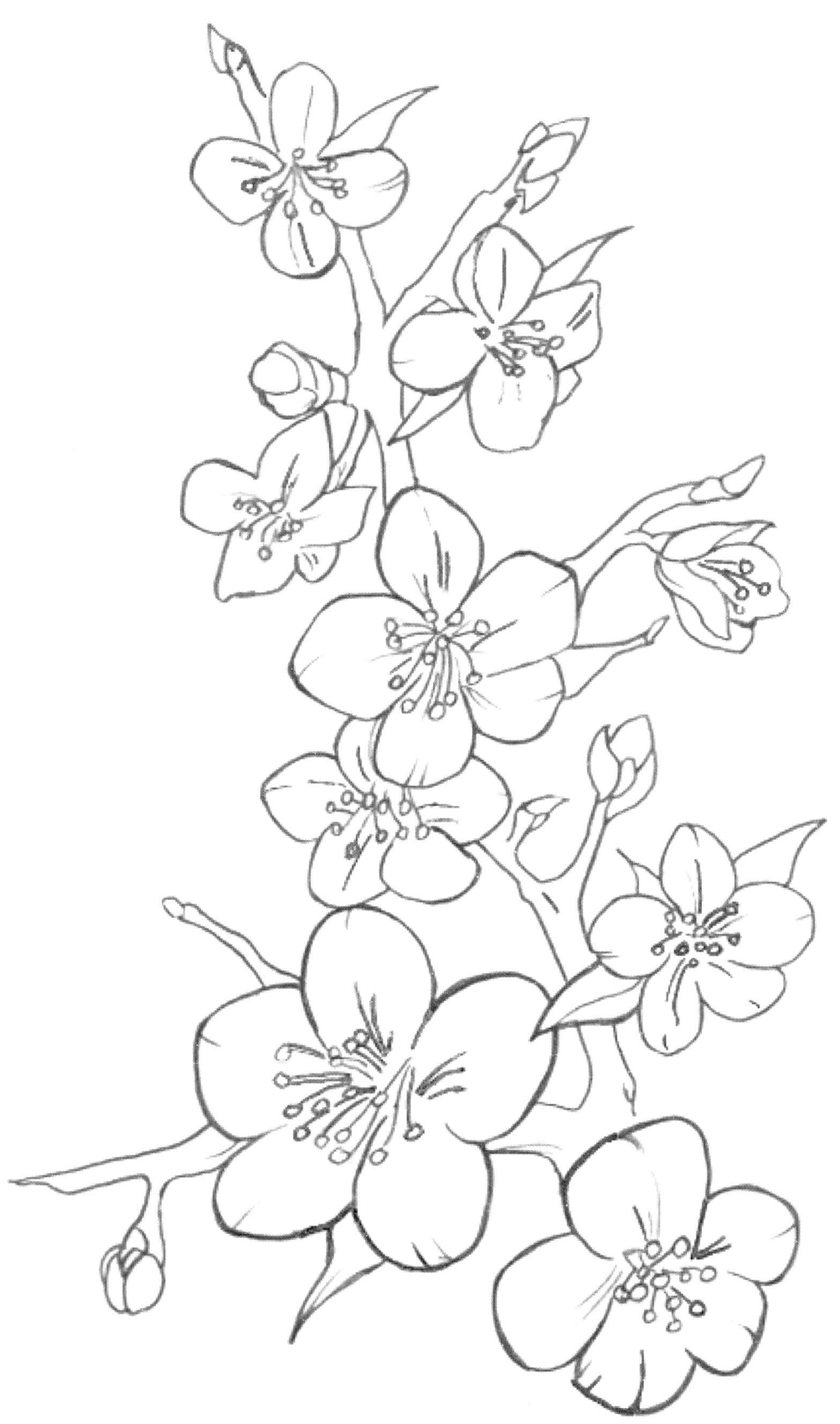

튤립

꽃말: 사랑의 고백 및 표현

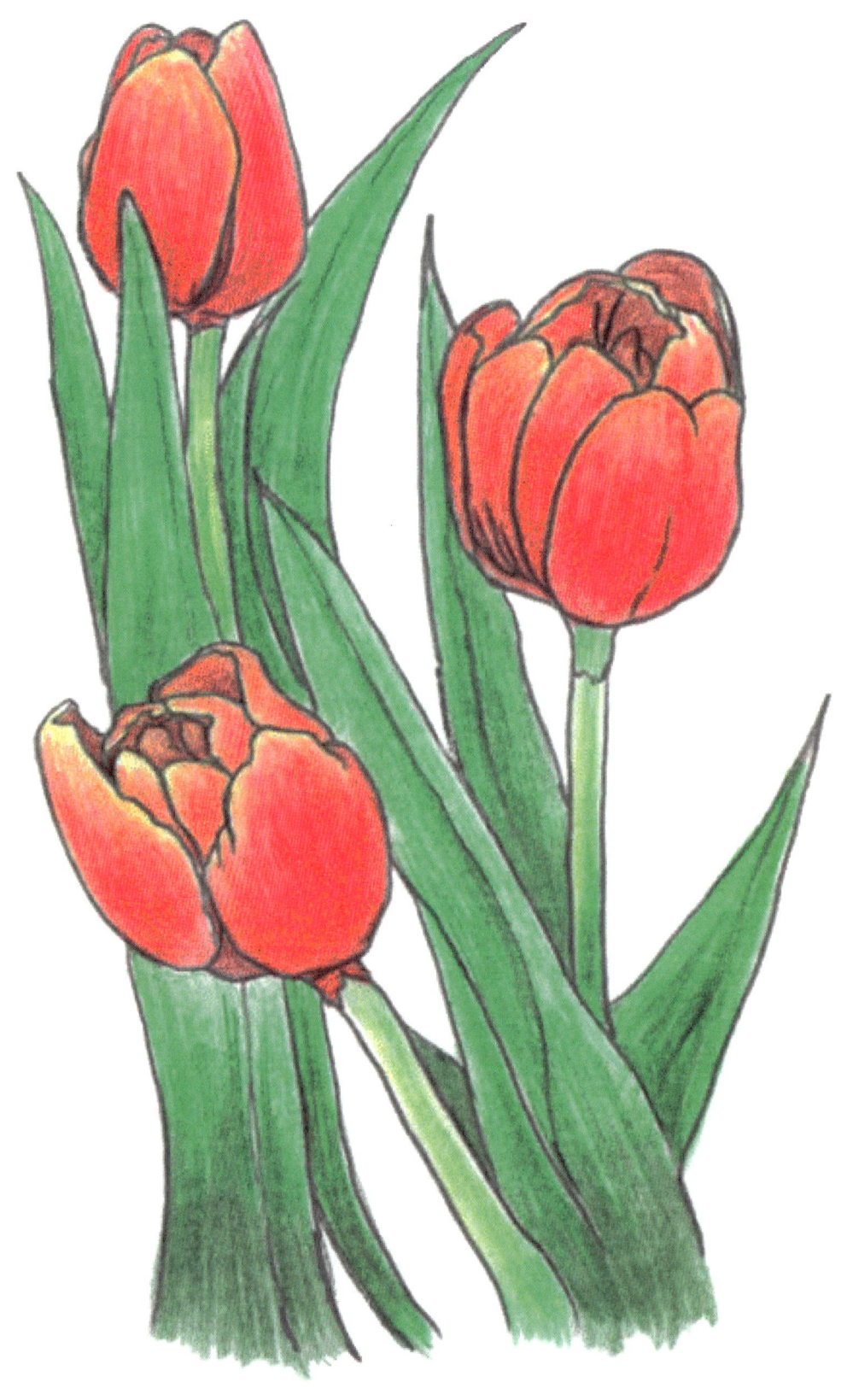

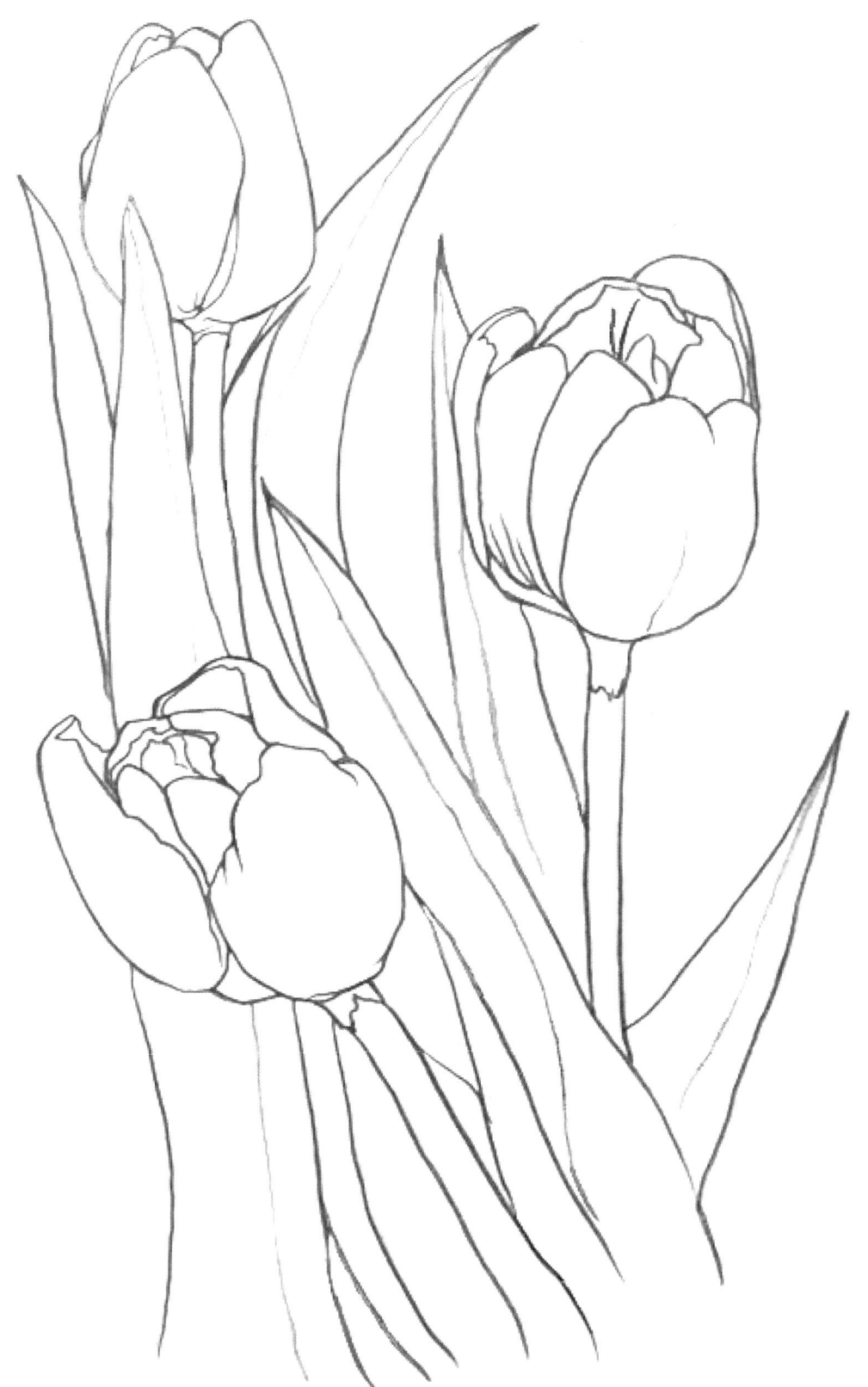

수국

꽃말: 처녀의 꿈, 강한 사랑, 건강한 여성

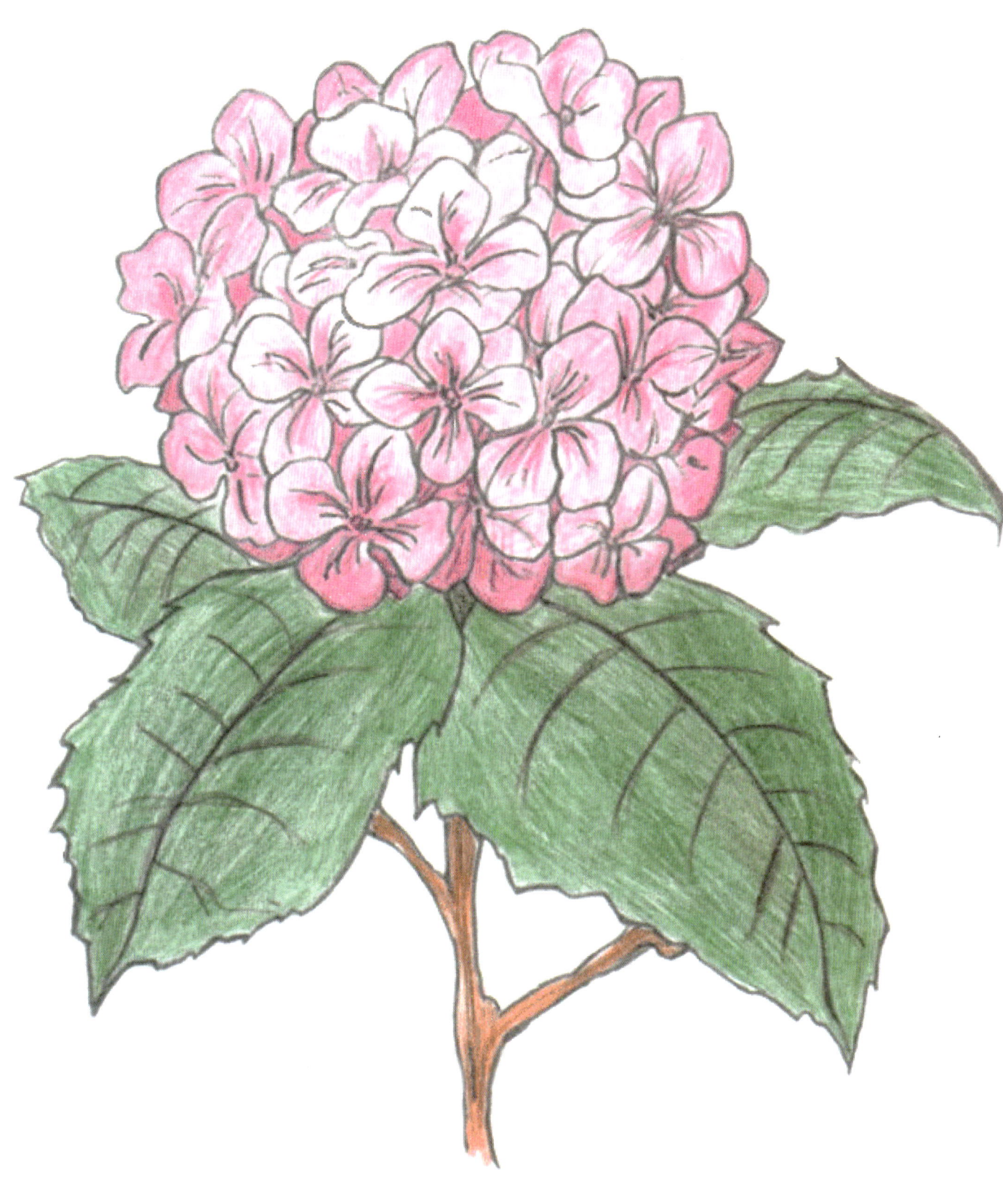

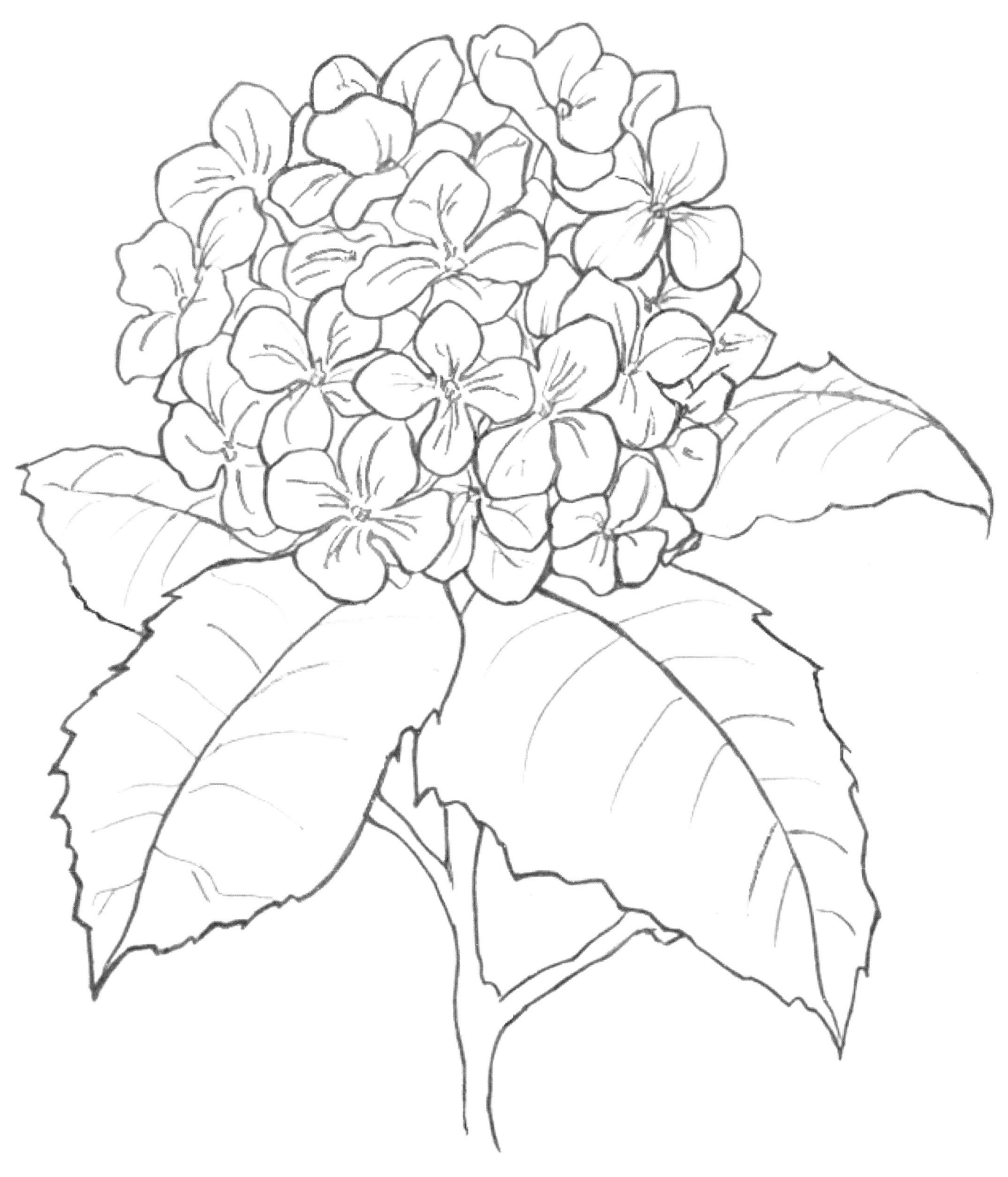

연꽃

꽃말: 소원해진 사랑(서로 멀어진 사랑), 신성, 청결, 아름다움

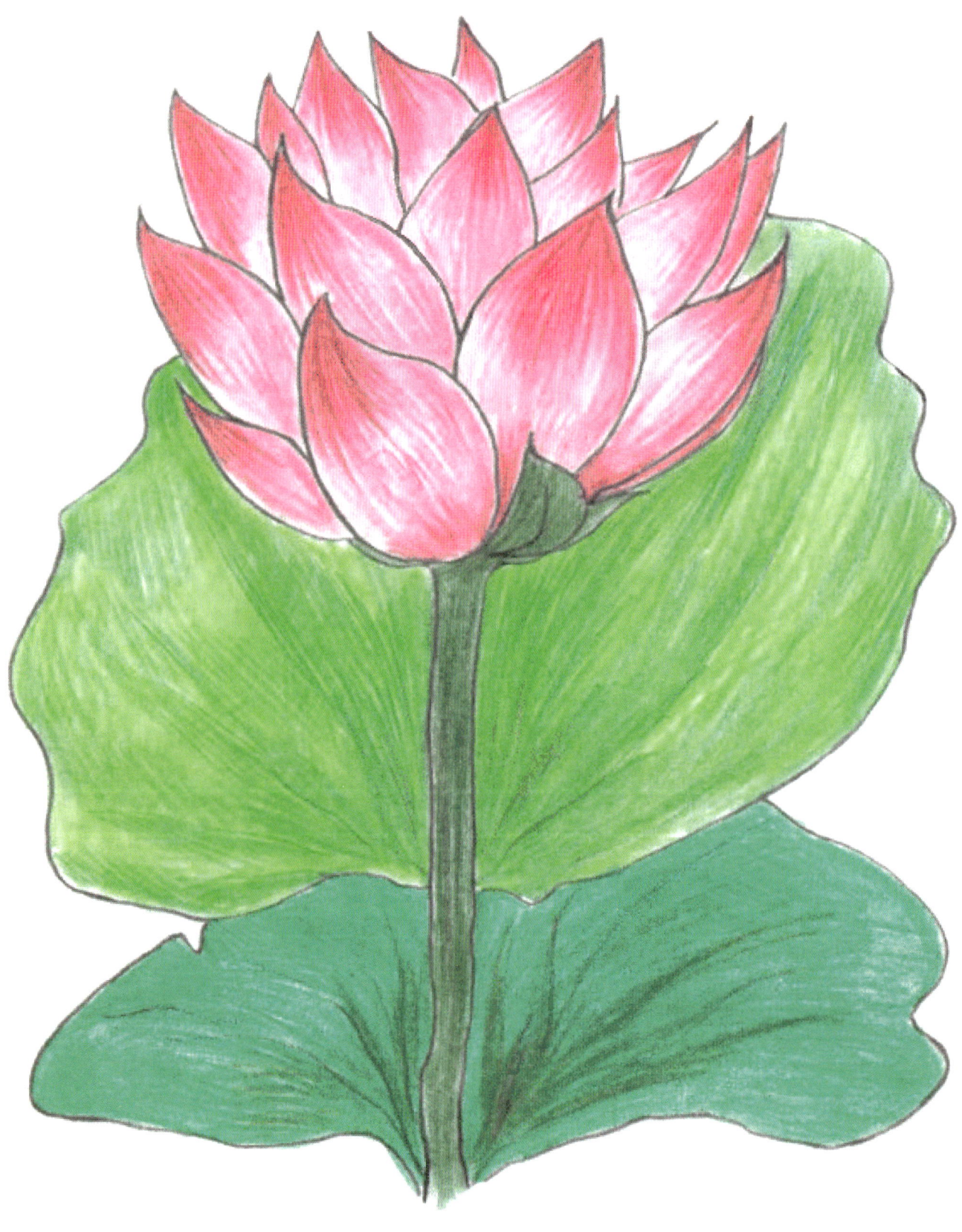

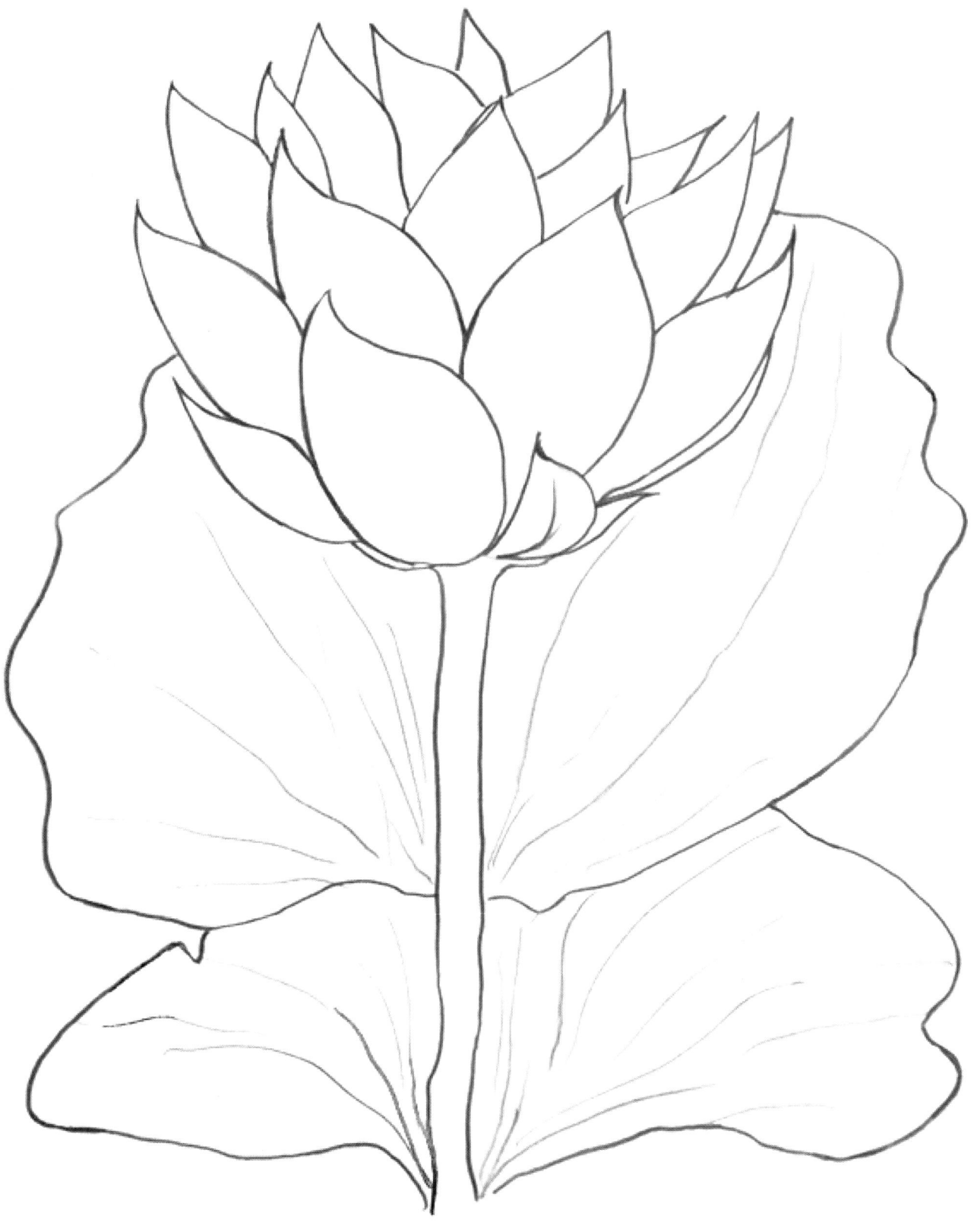

백일홍

꽃말: 인연, 그리움, 헌신

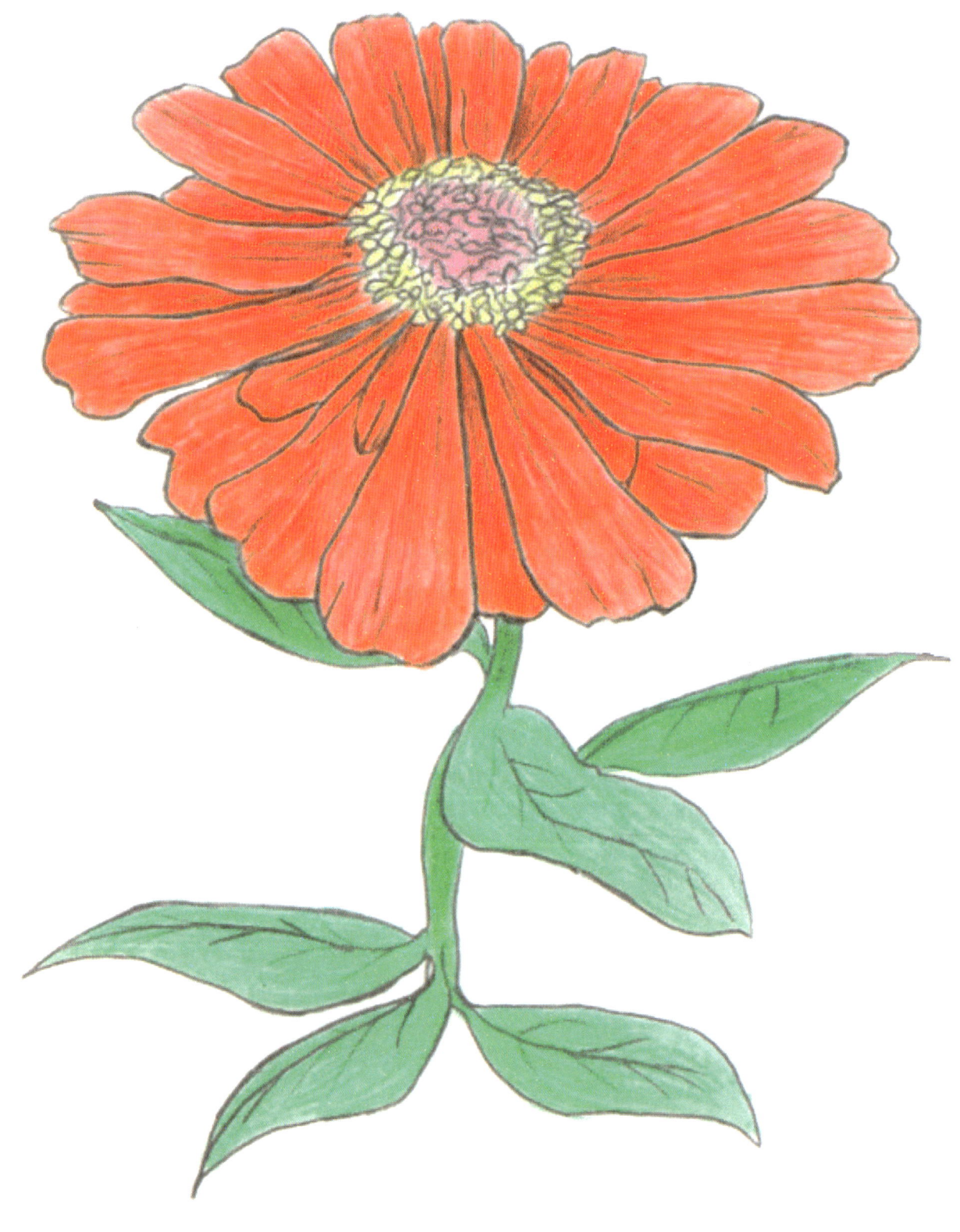

꽃말: 인연, 그리움, 헌신

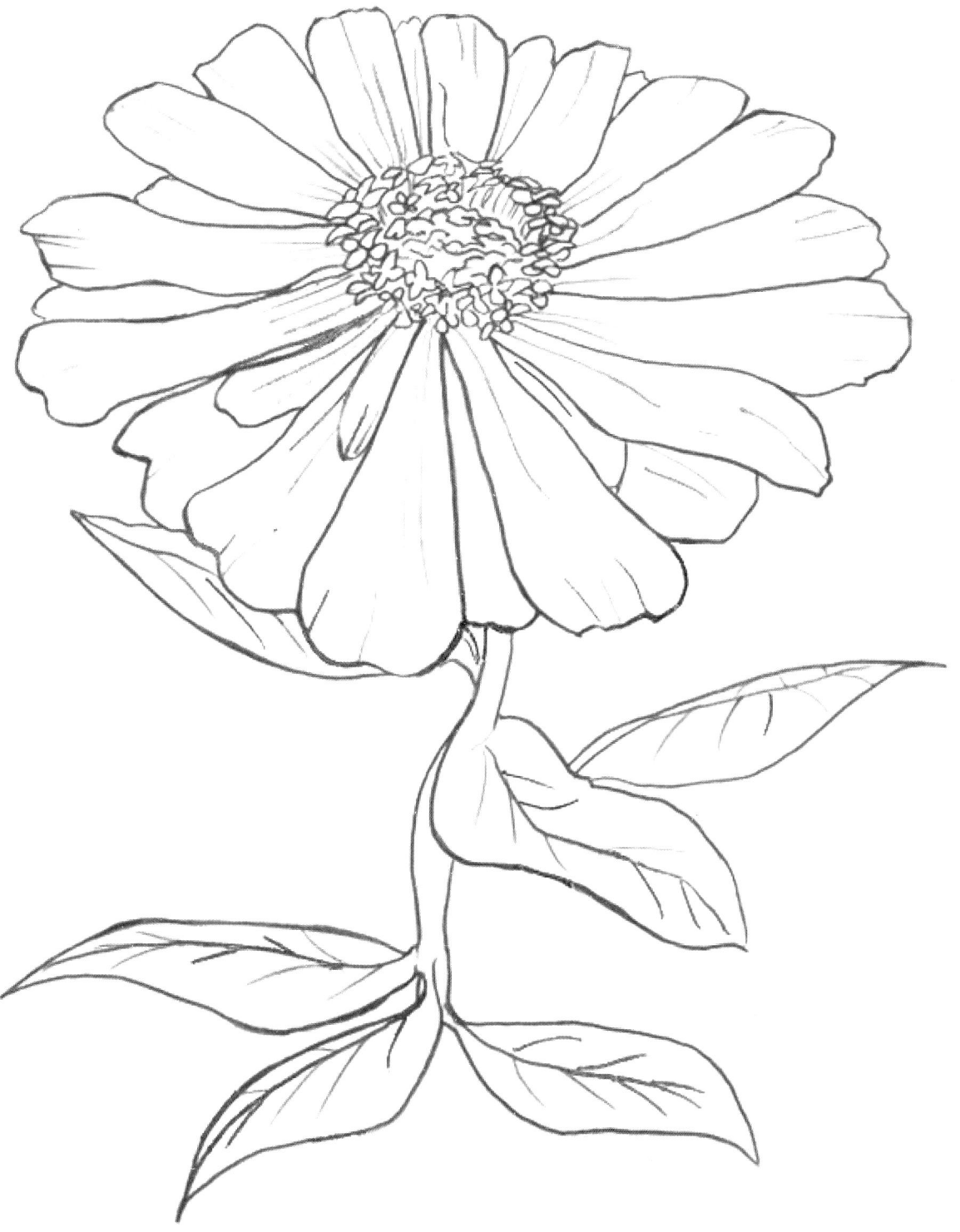

달맞이꽃

꽃말: 무언의 사랑, 보이지 않는 사랑

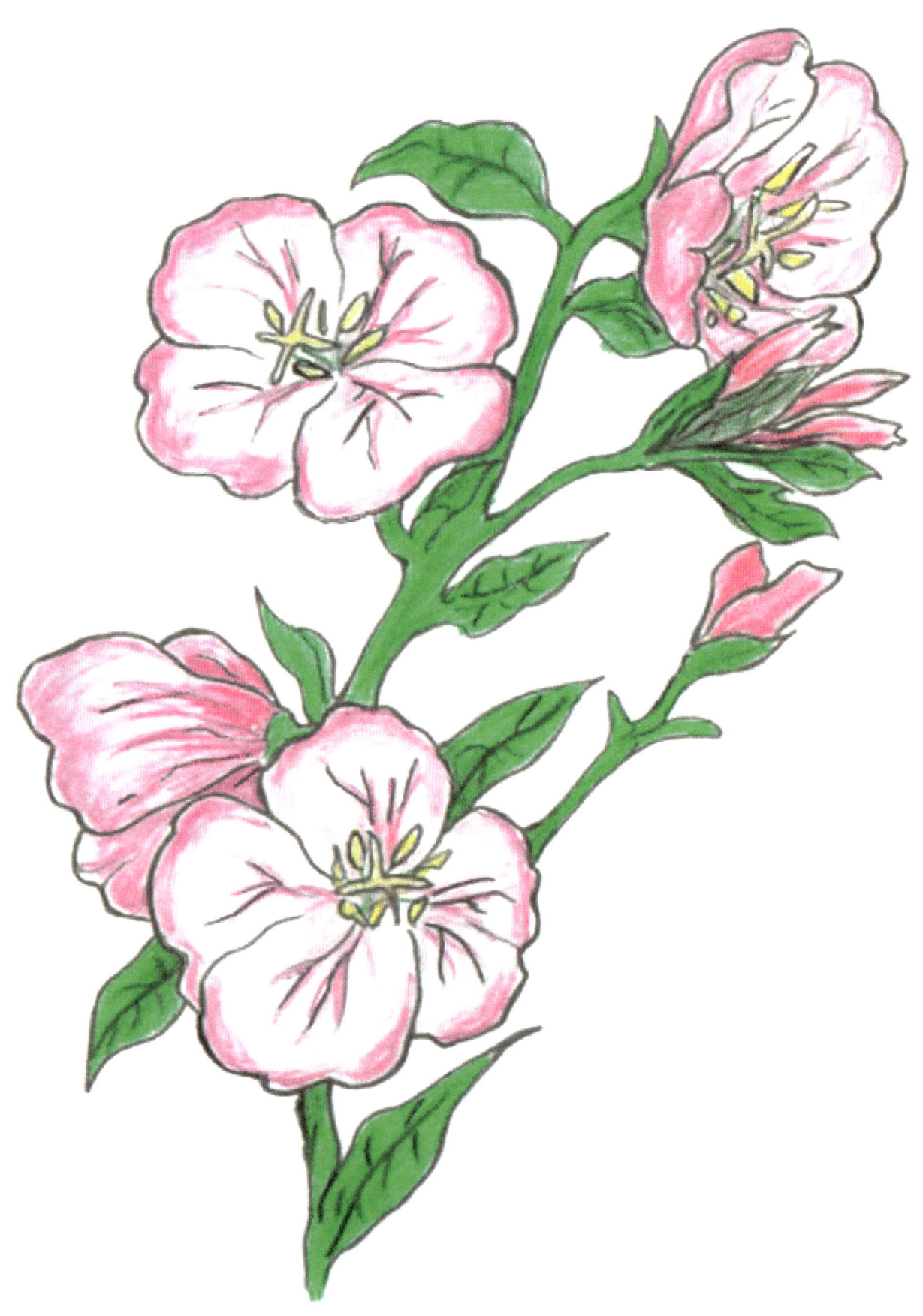

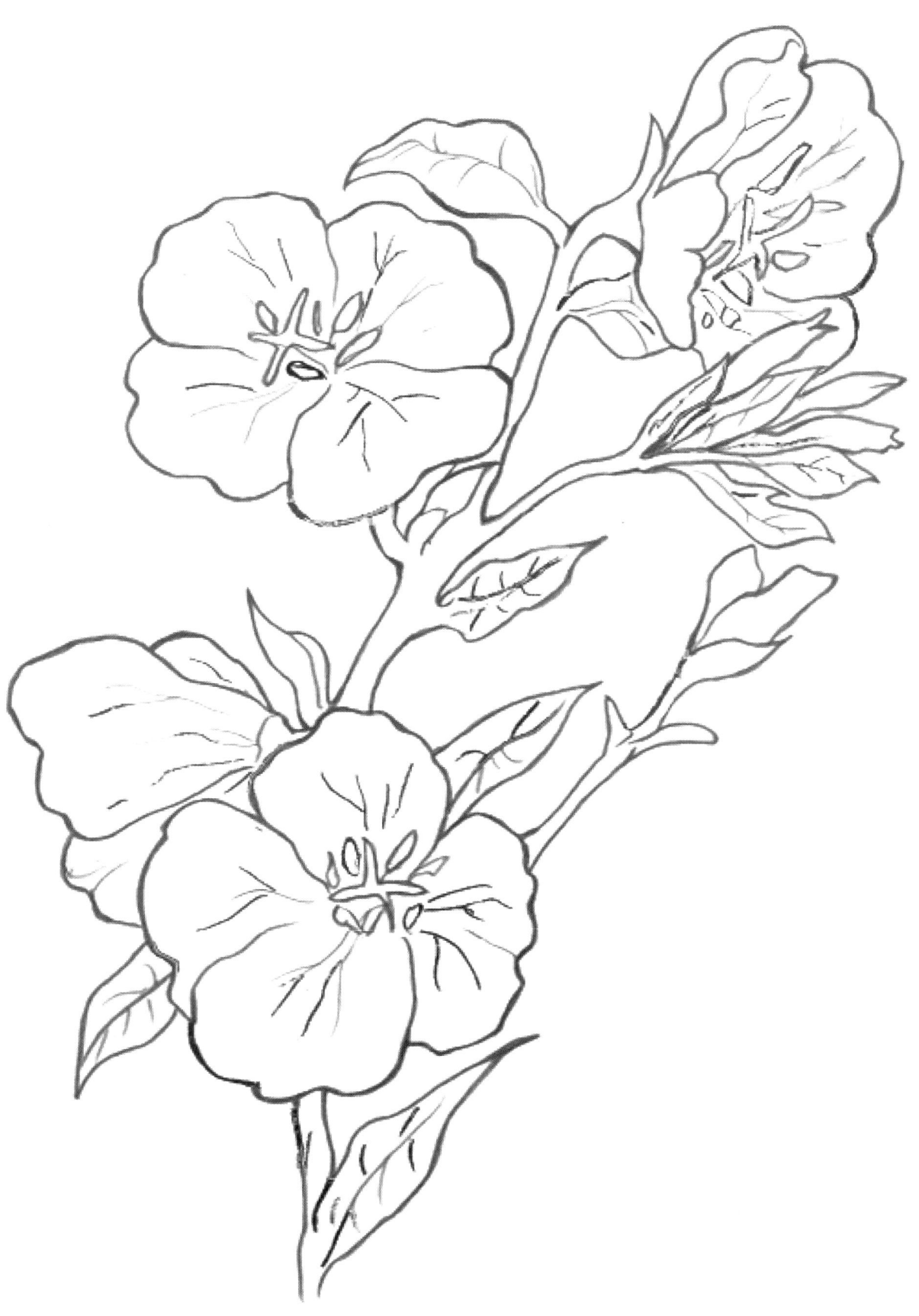

백합

꽃말: 순수한 사랑, 순결, 깨끗한 사랑

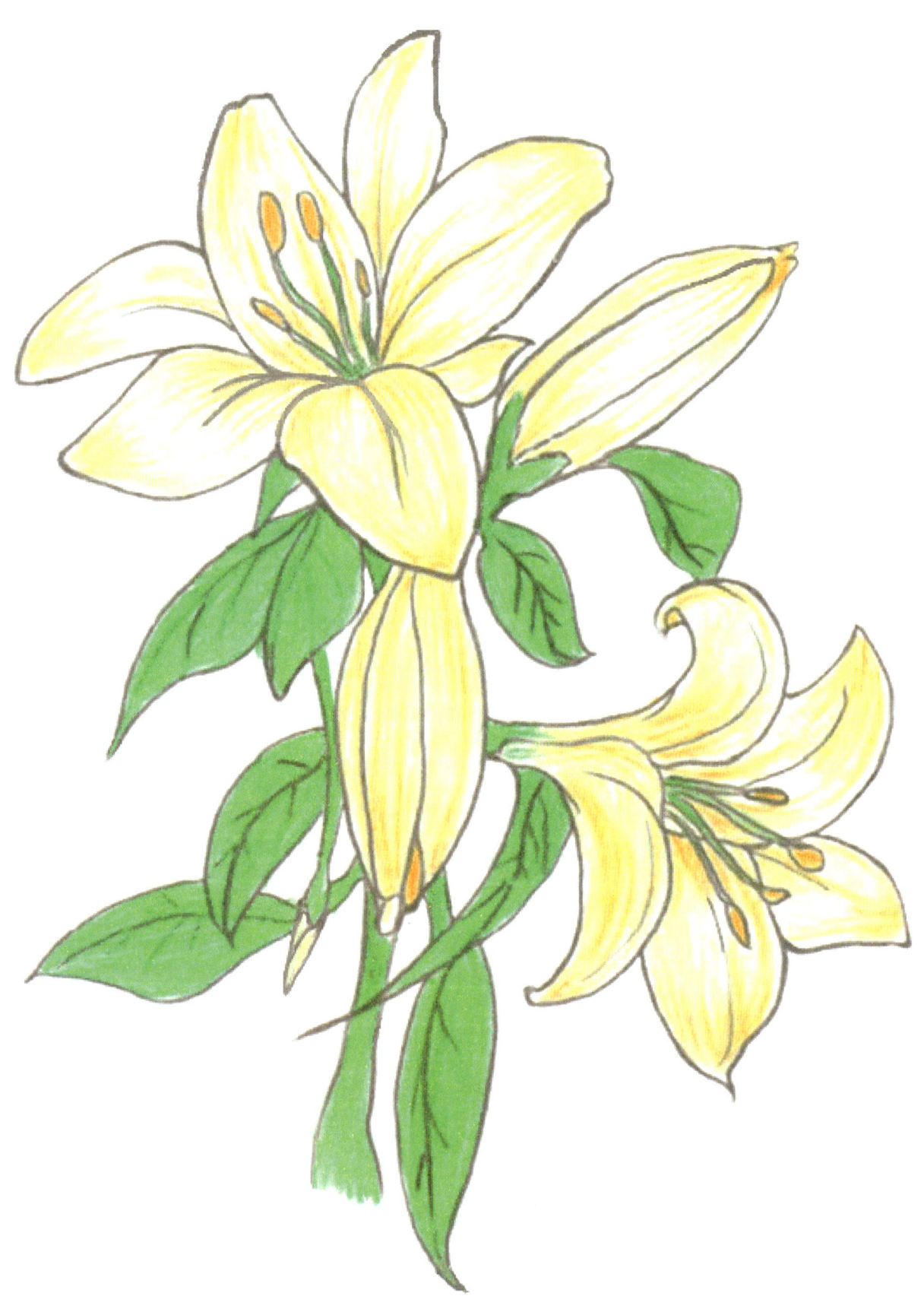

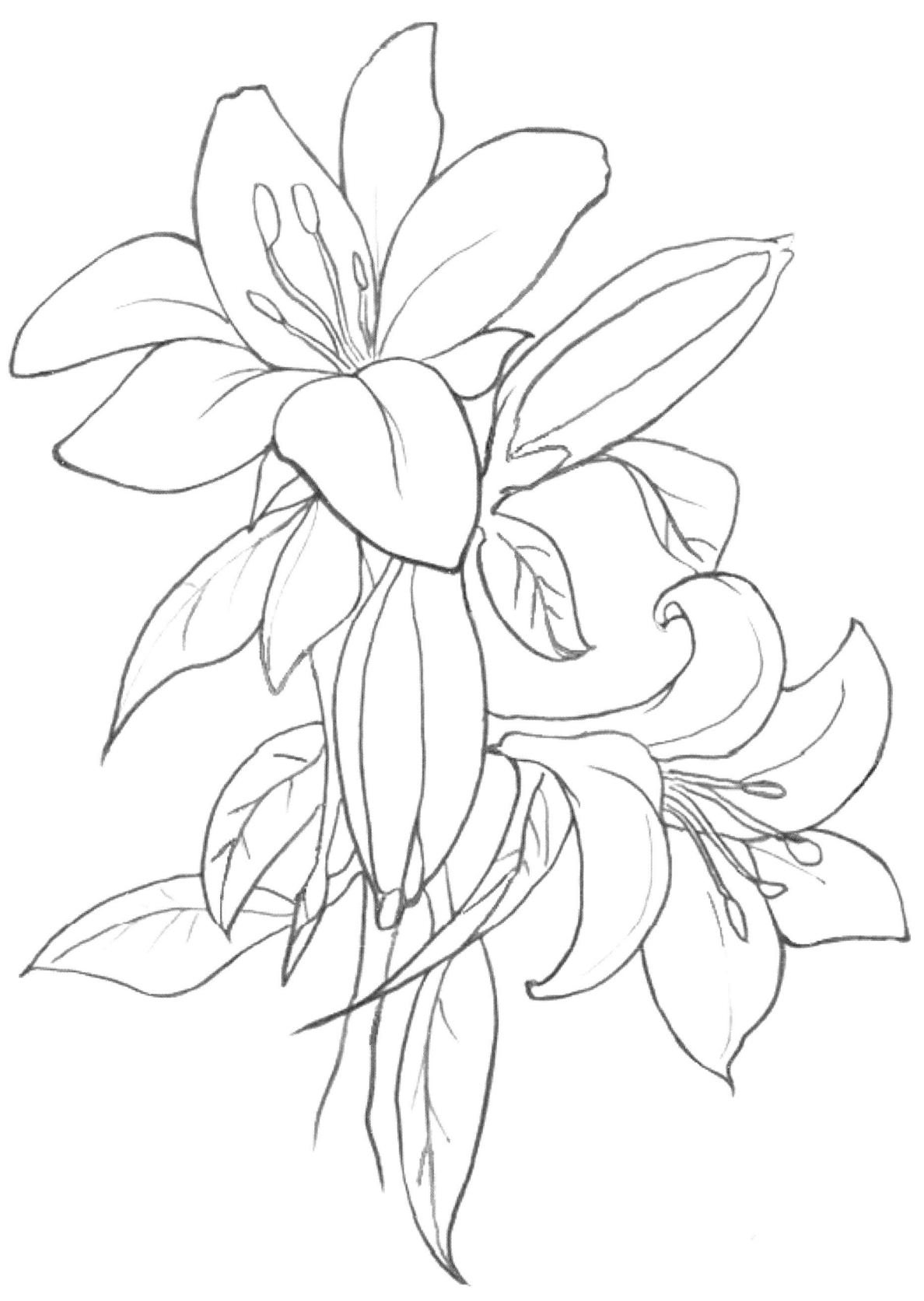

작약

꽃말: 수줍음, 부끄러움, 교태

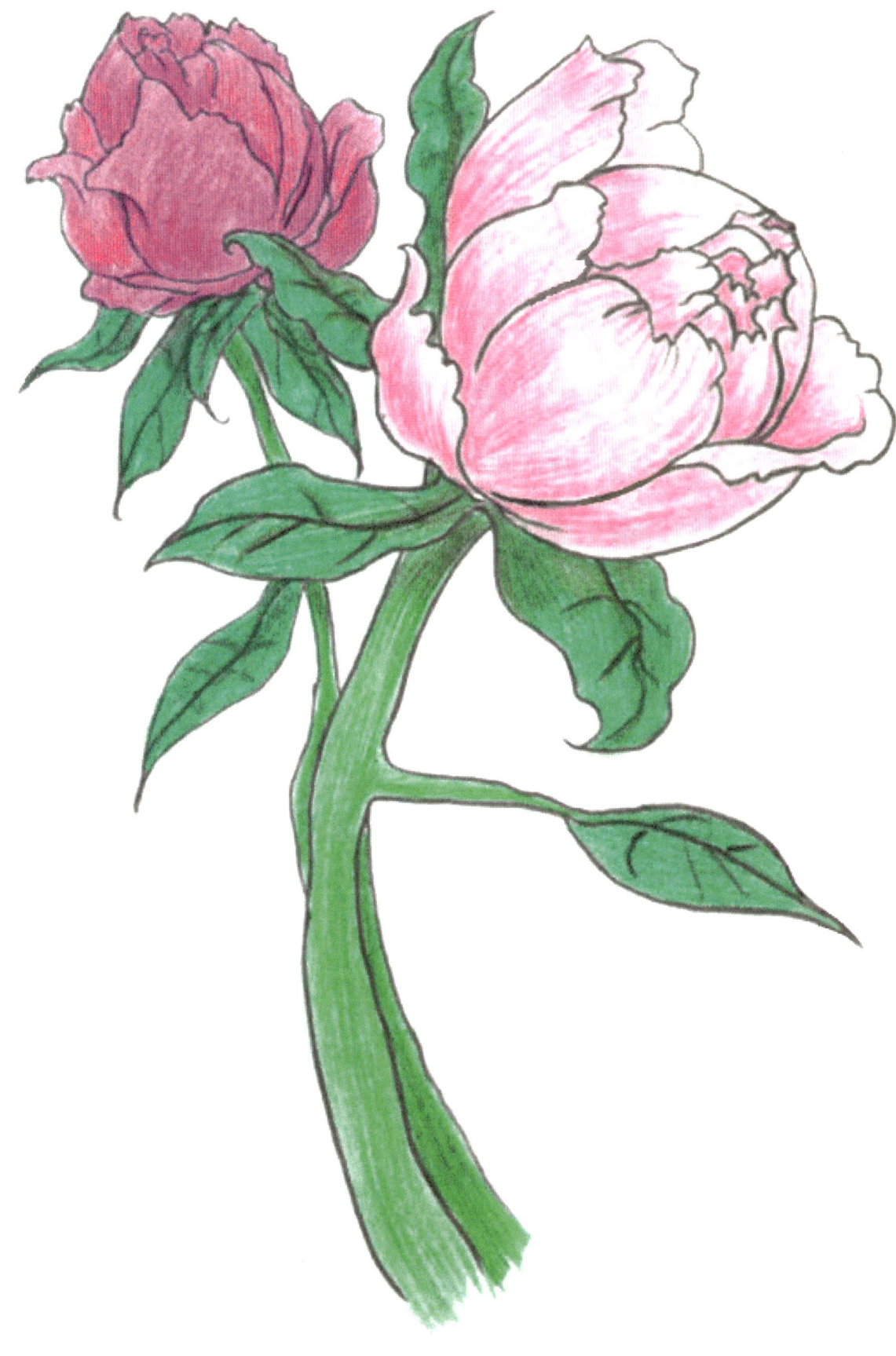

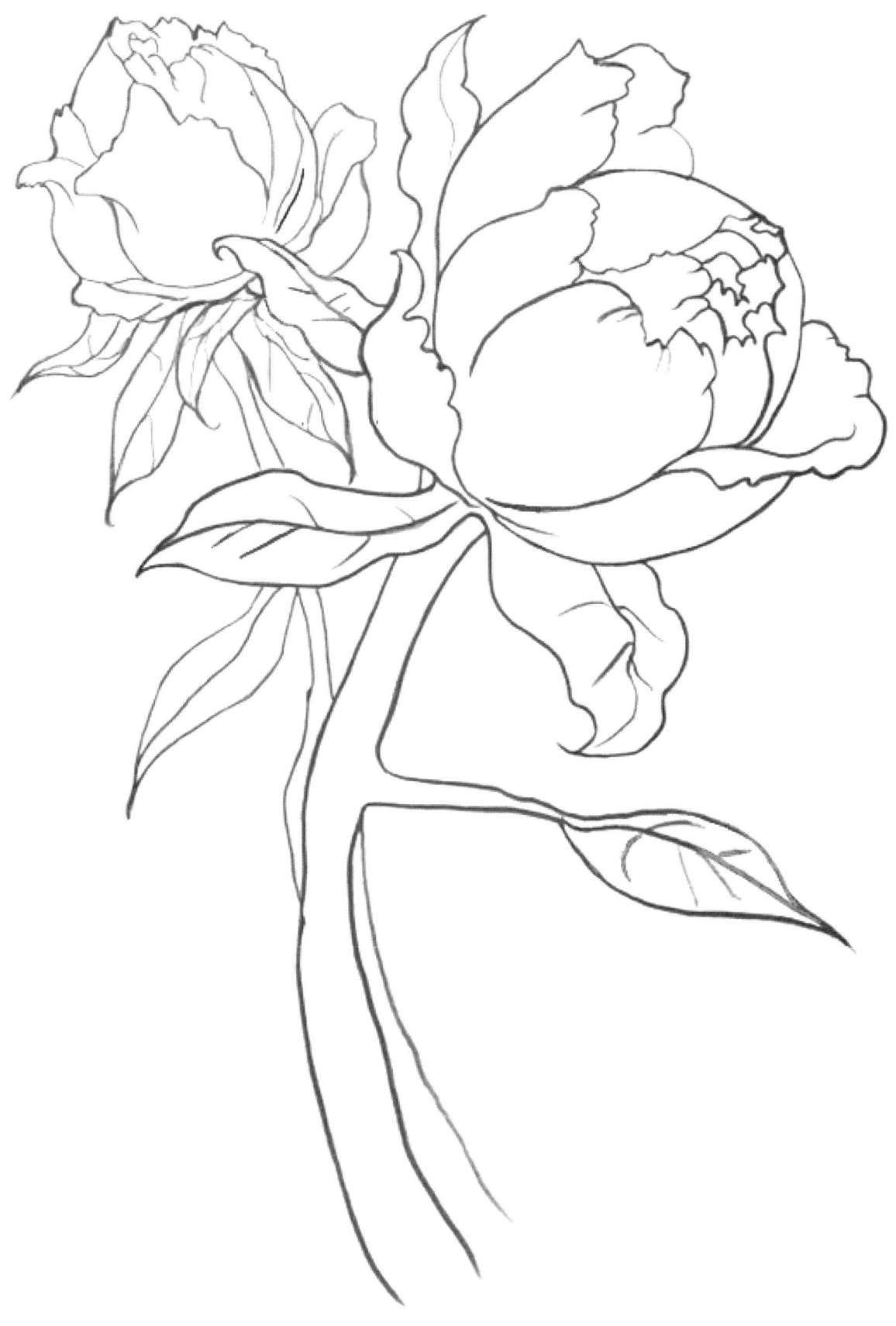

목련

꽃말: 고귀함, 이루어질 수 없는 사랑

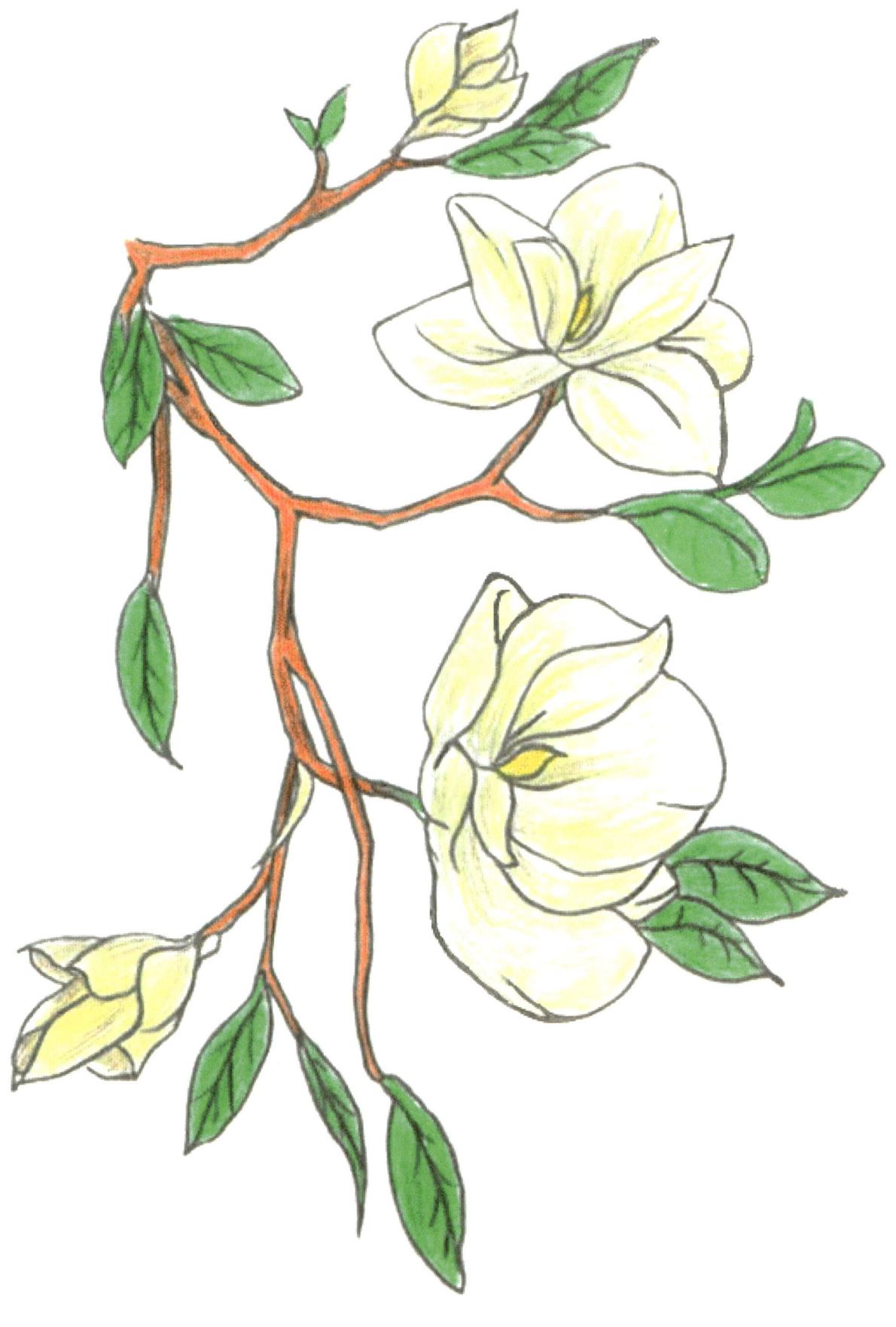

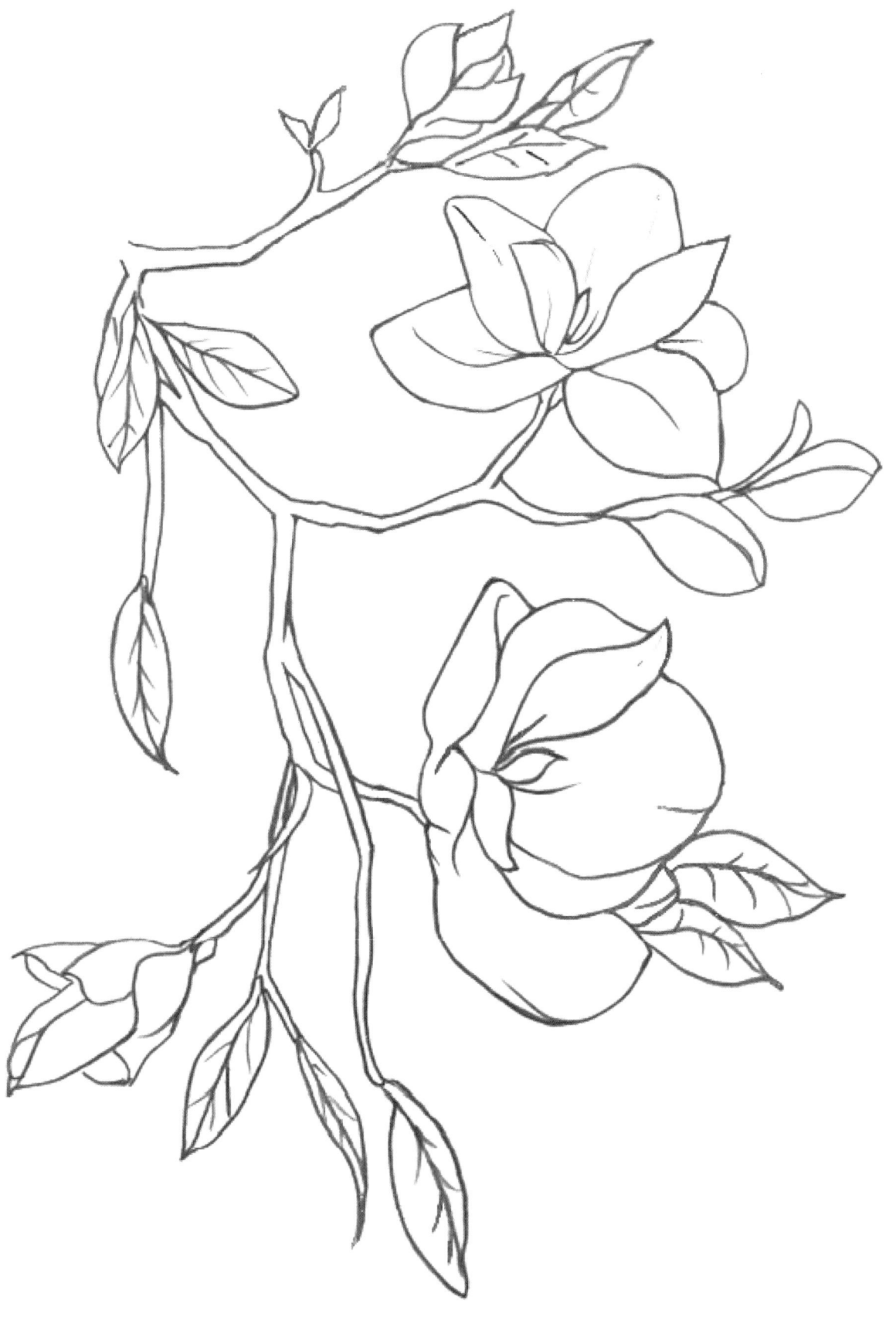

리시안셔스 - 유칼립투스

꽃말: 사랑이 이뤄지는 나무

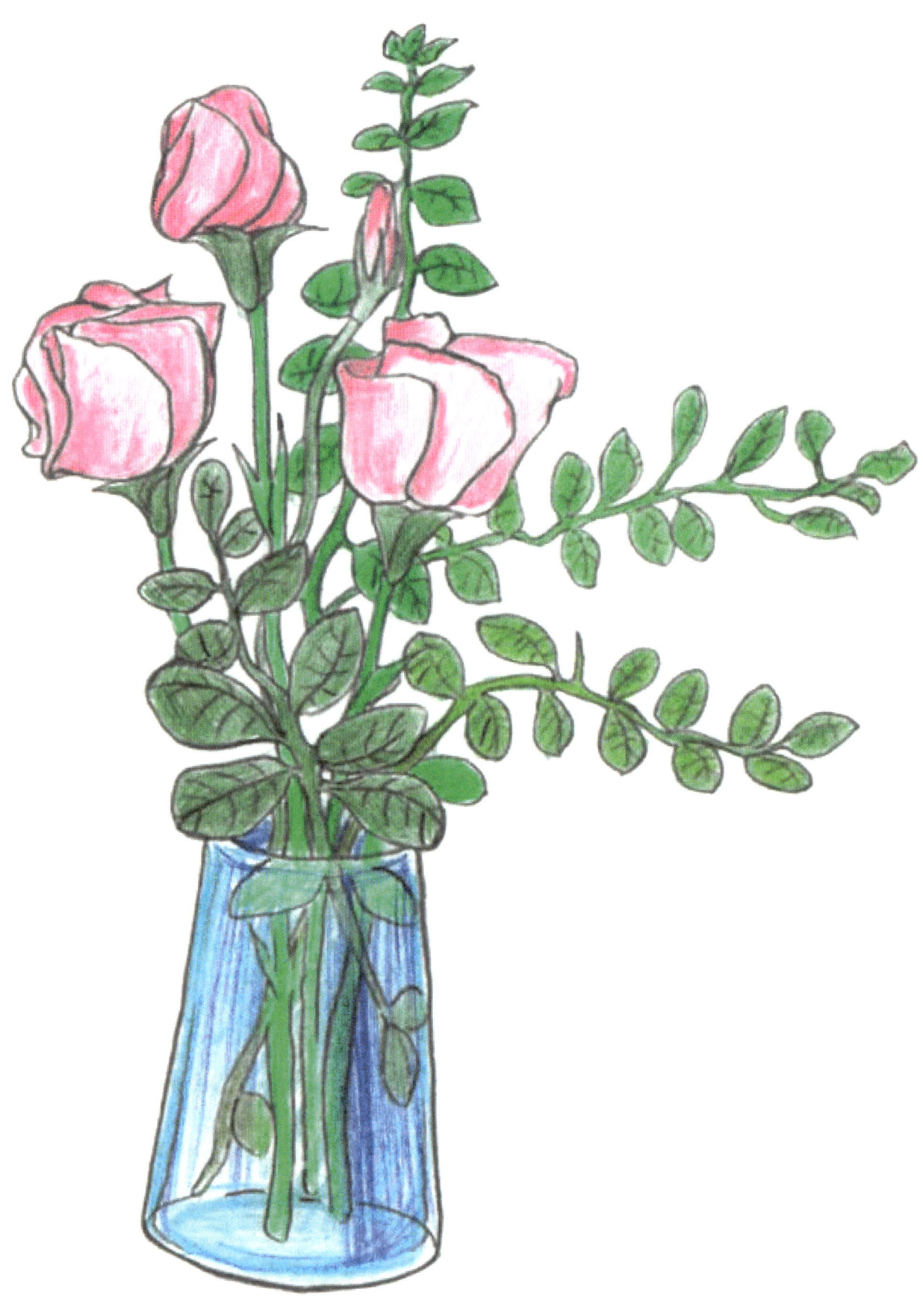

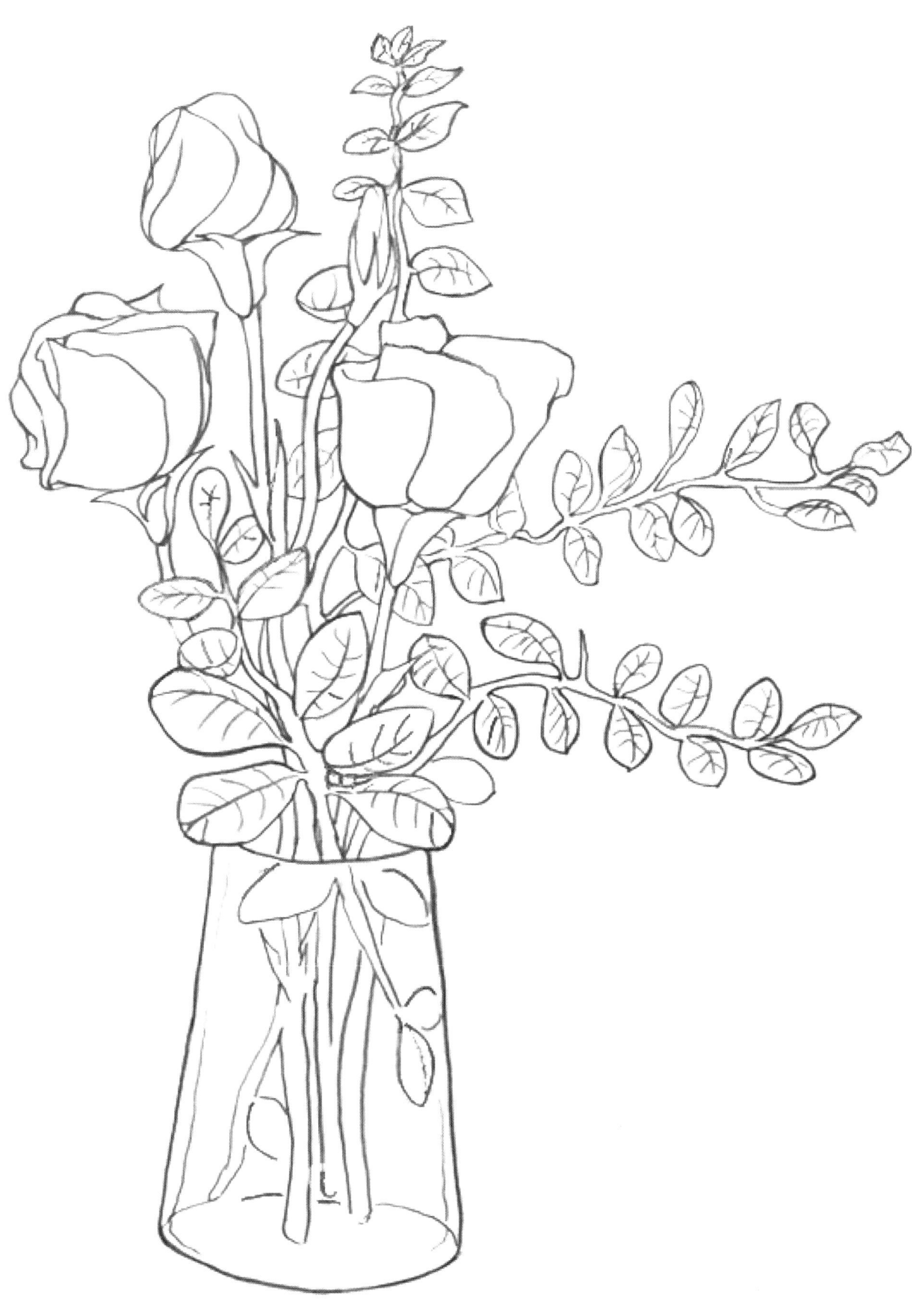

팬지

꽃말: 사색, 나를 생각해 주세요

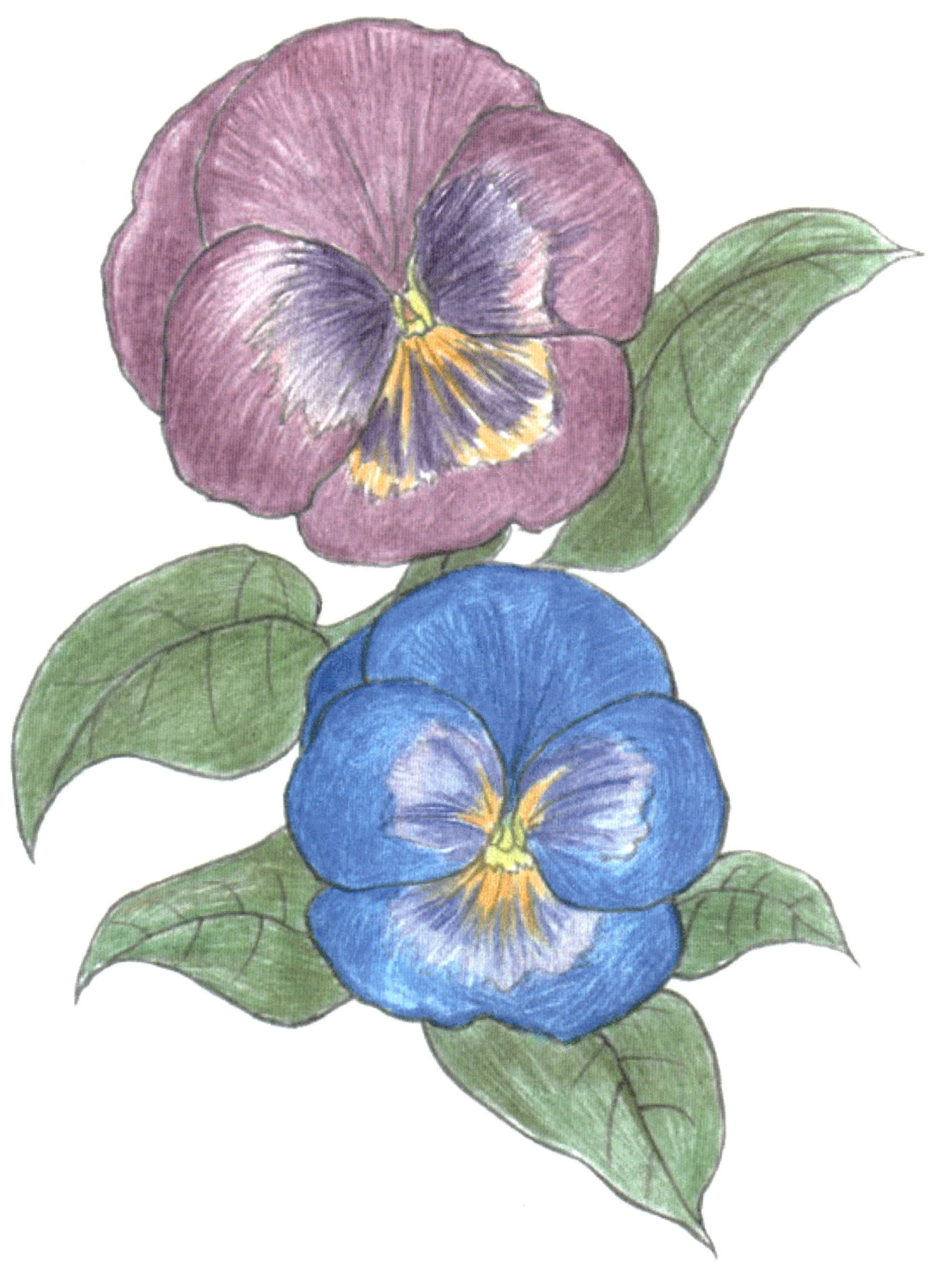

꽃말: 사색, 나를 생각해 주세요

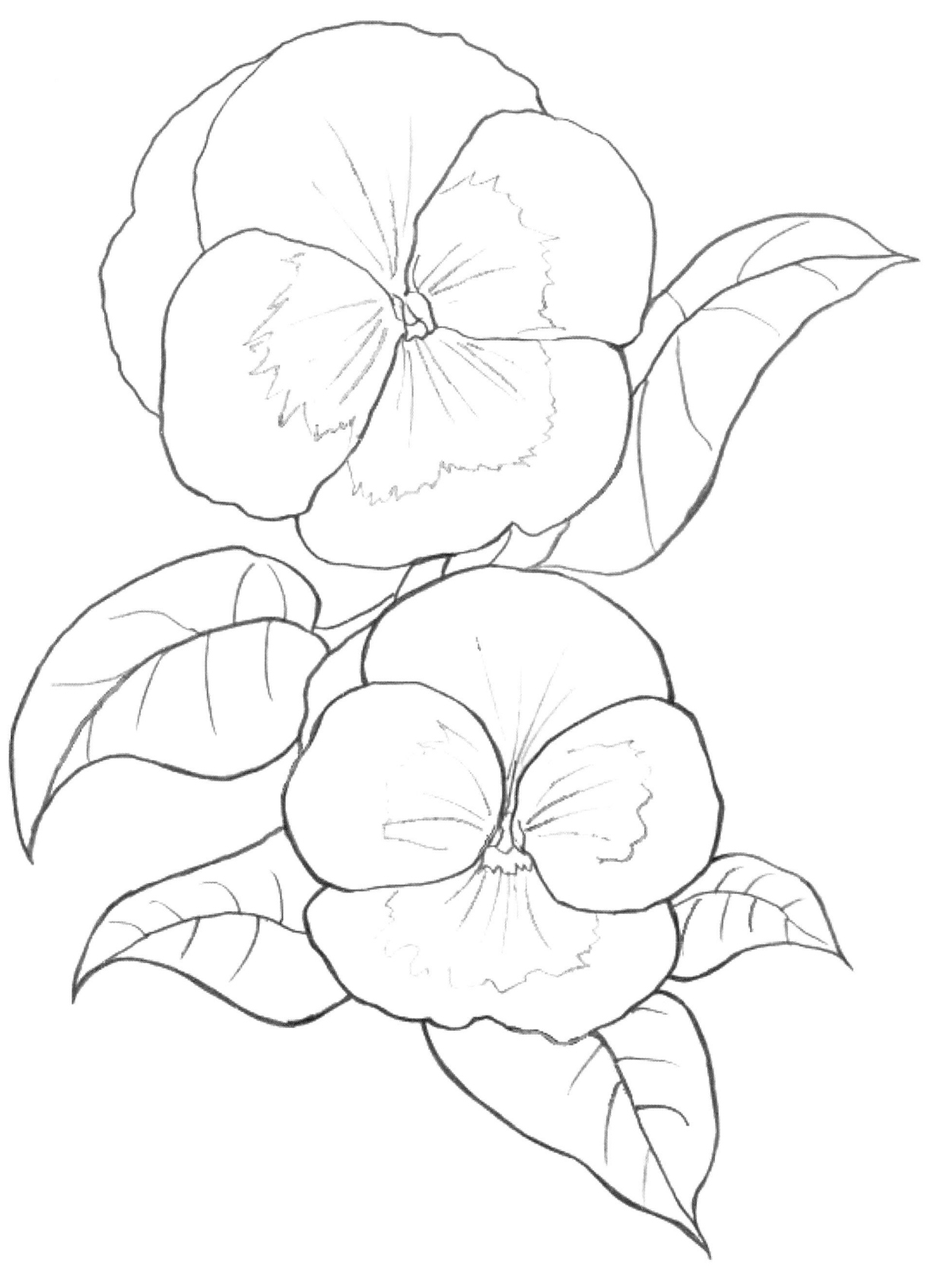

참나리꽃

꽃말: 깨끗한 마음, 순결

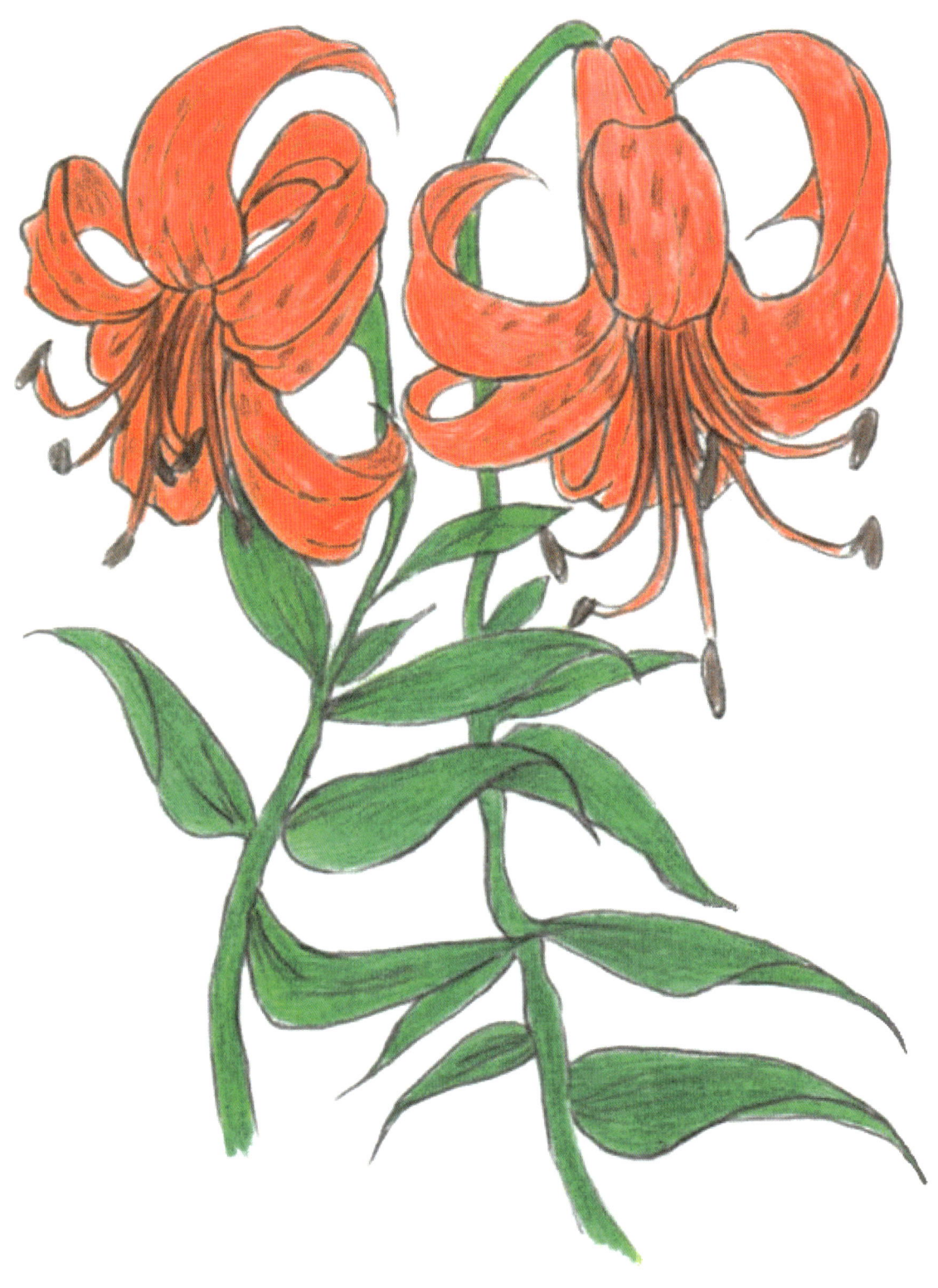

꽃말: 깨끗한 마음, 순결

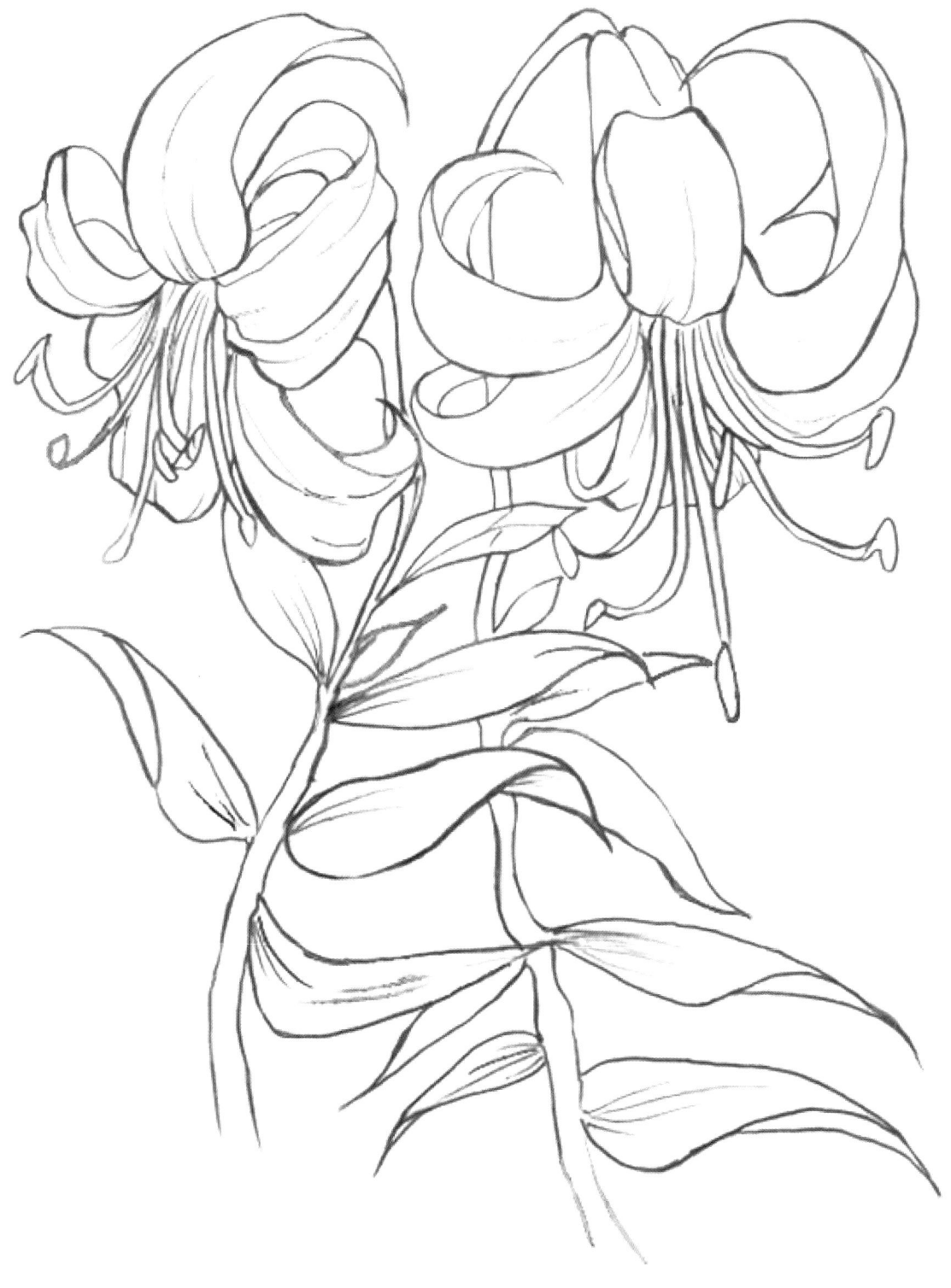

도라지꽃

꽃말: 영원한 사랑

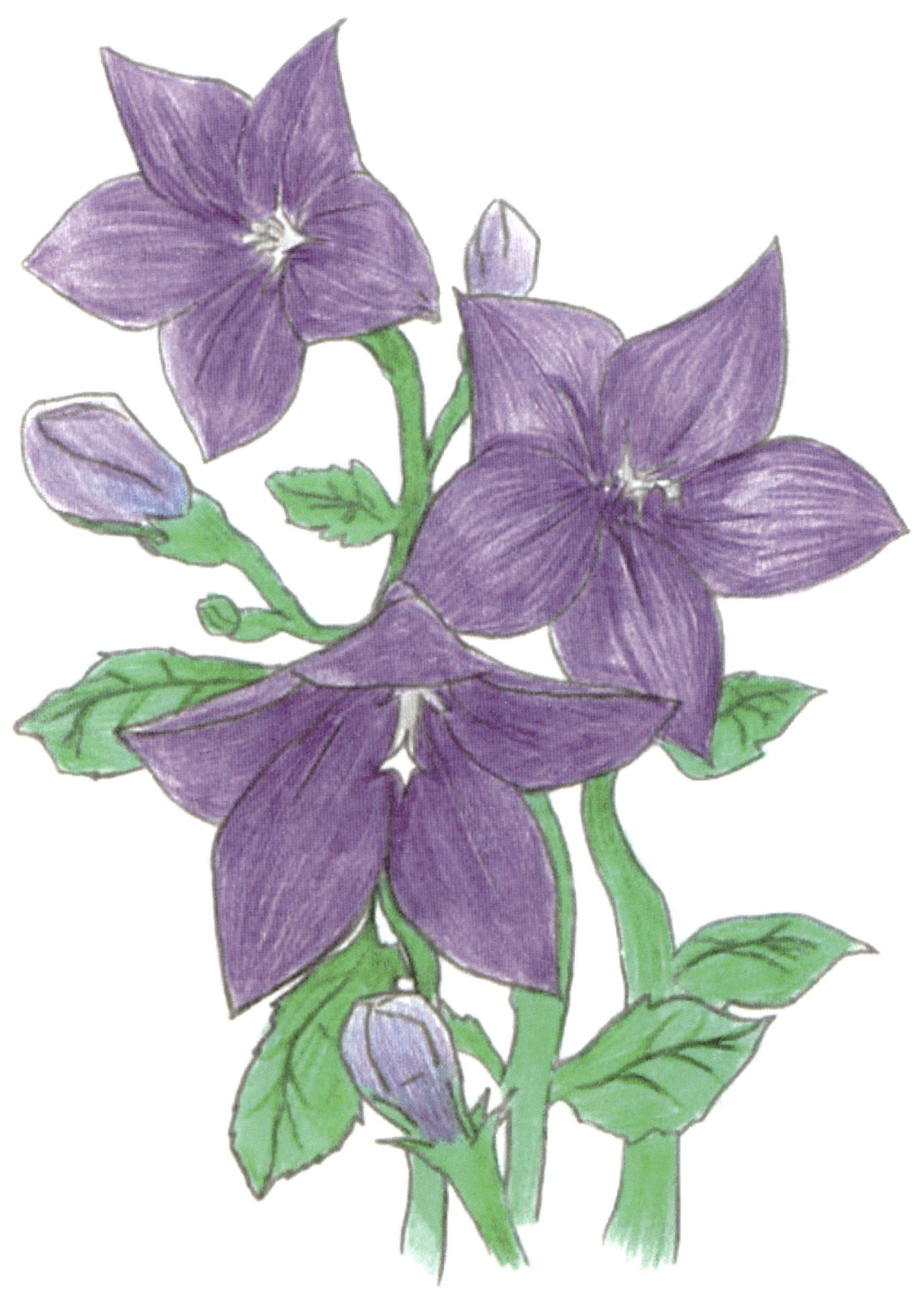

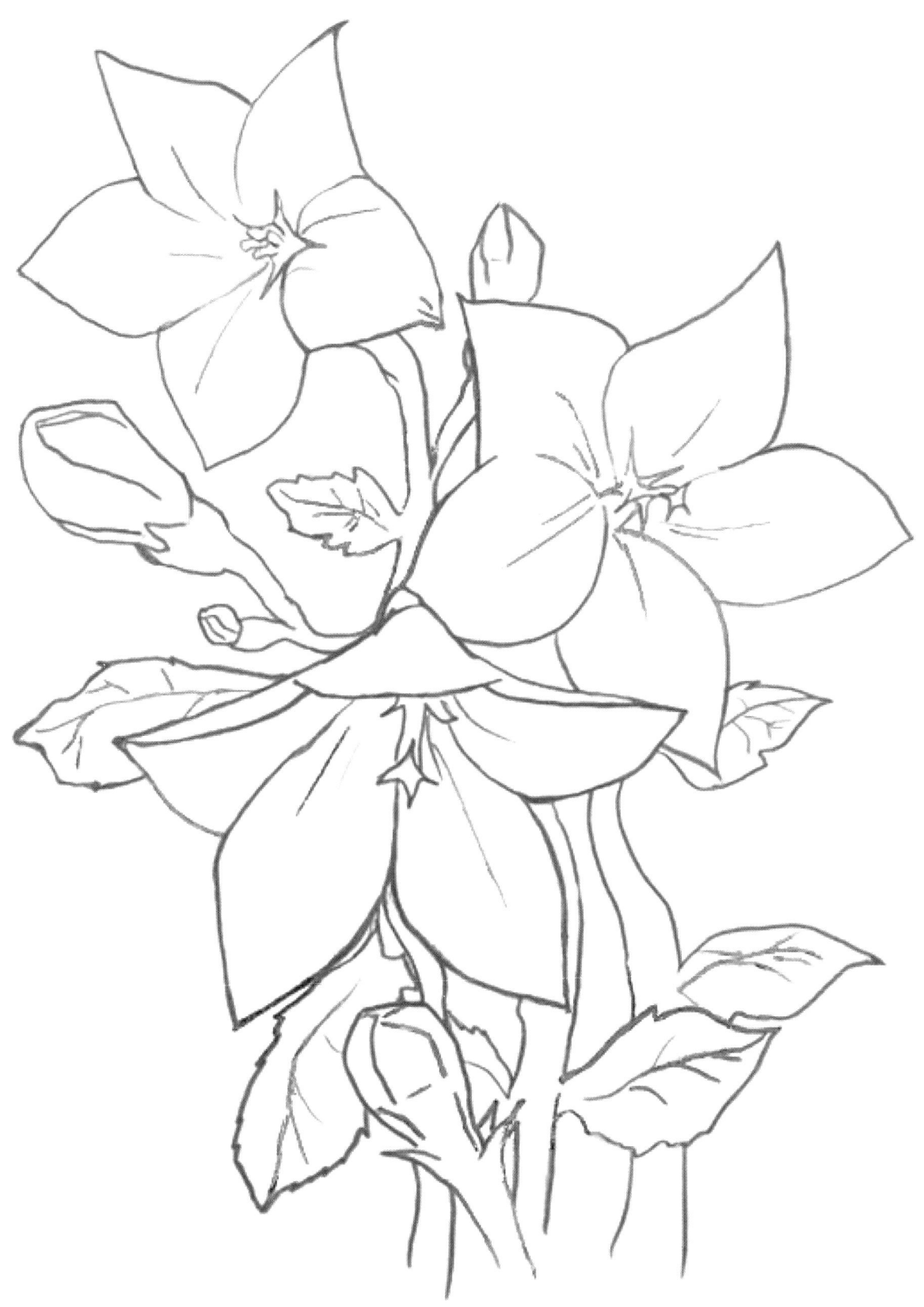

카라

꽃말: 순수, 열정, 순결, 환희, 천년의 사랑

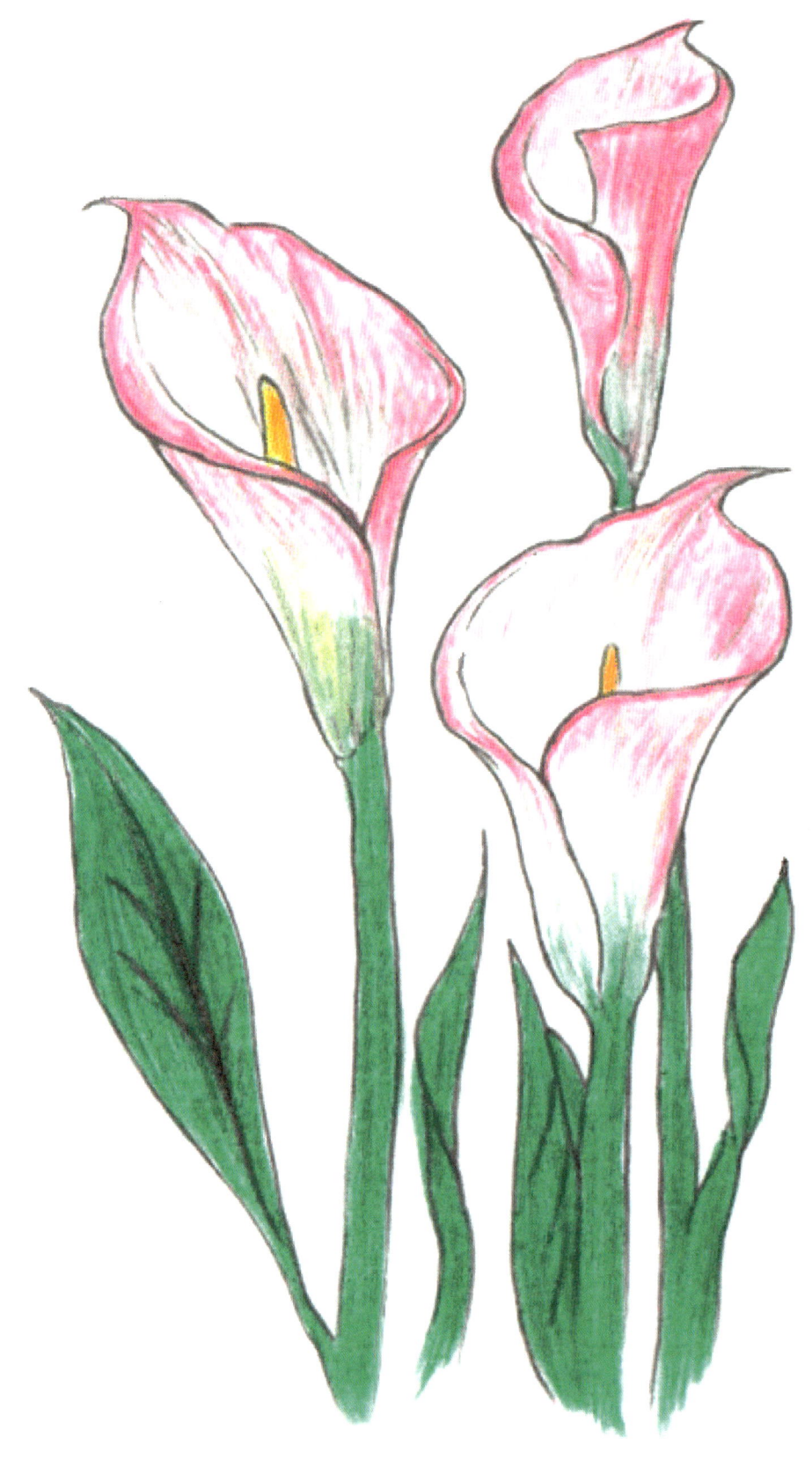

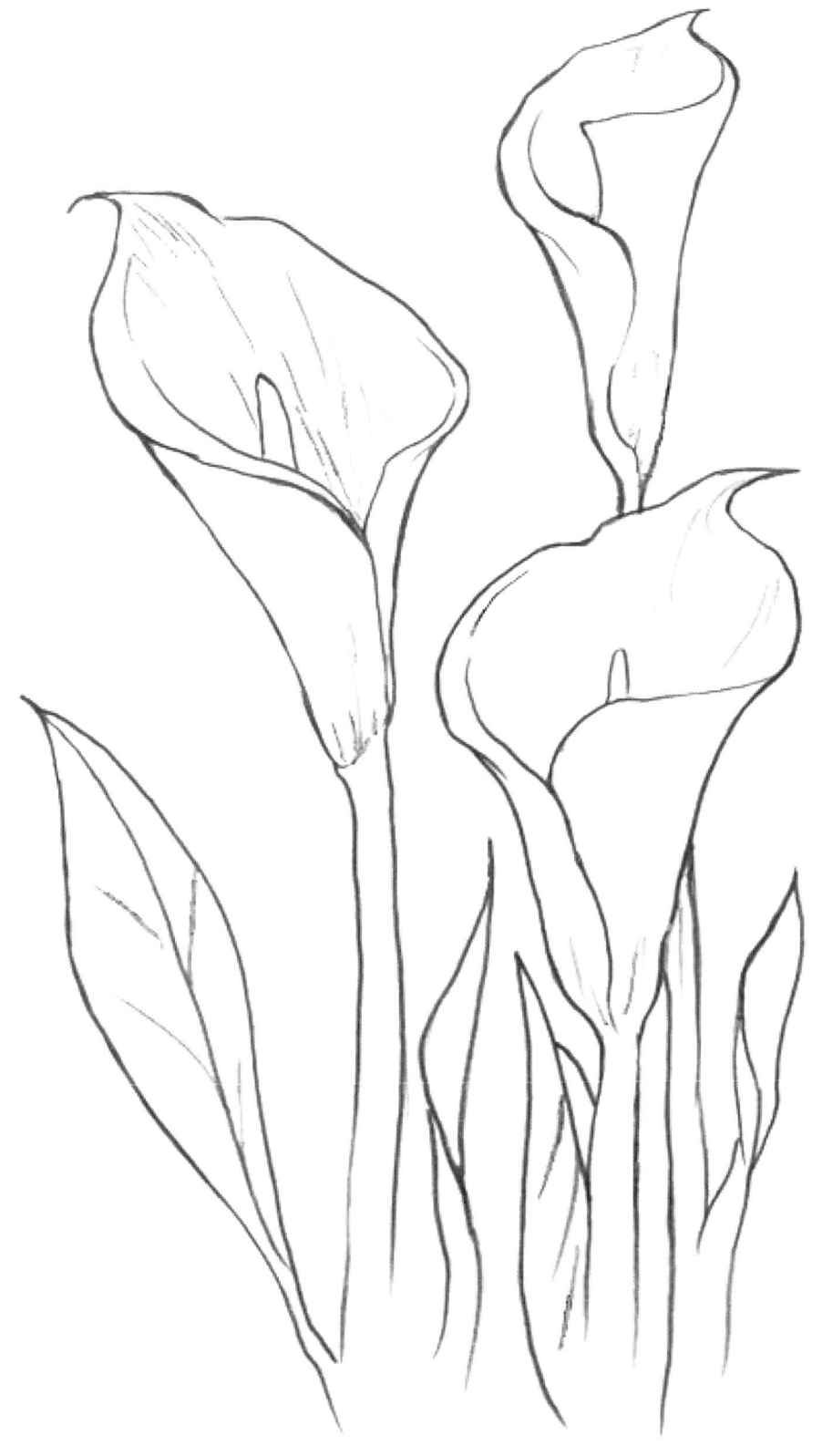

어르신 기억력 강화를 위한

색 칠 공 부
꽃

발 행 일 : 초 판 1쇄 2022년 12월 1일
　　　　　개정판 1쇄 2024년 6월 20일

펴 낸 곳 : 지오마노아
펴 낸 이 : 박 지 호
그　　림 : 오 선 진
출판등록 : 2022년 11월 24일
쇼 핑 몰 : https://smartstore.naver.com/zio_manoah
주　　소 : 경기도 안양시 동안구 관양동 954-1, 평촌디지털엠파이어 B124호
전　　화 : 070.8064.8960

ISBN : 979-11-981093-8-5

가　　격 : 11,000원

이 책은 저작권법에 따라 보호받는 저작물이므로 무단전재와 복제를 금지하며,
이 책 내용의 전부 또는 일부를 이용하려면 반드시 지오마노아의 서면동의를 받아야 합니다.